徐书

专病特效方

徐书 著

中国中医药出版社

·北京·

图书在版编目（CIP）数据

徐书专病特效方 / 徐书著 . —北京：中国中医药出版社，2018.1（2023.4 重印）

ISBN 978-7-5132-4653-8

Ⅰ.①徐…　Ⅱ.①徐…　Ⅲ.①验方－汇编　Ⅳ.① R289.5

中国版本图书馆 CIP 数据核字（2017）第 308319 号

中国中医药出版社出版

北京经济技术开发区科创十三街 31 号院二区 8 号楼

邮政编码　100176

传真　010-64405721

河北品睿印刷有限公司印刷

各地新华书店经销

开本 710×1000　1/16　印张 12.25　字数 144 千字

2018 年 1 月第 1 版　2023 年 4 月第 4 次印刷

书号　ISBN 978 - 7 - 5132 - 4653 - 8

定价　48.00 元

网址　www.cptcm.com

服务热线　010-64405510

购书热线　010-89535836

维权打假　010-64405753

微信服务号　zgzyycbs

微商城网址　https://kdt.im/LIdUGr

官方微博　http://e.weibo.com/cptcm

天猫旗舰店网址　https://zgzyycbs.tmall.com

如有印装质量问题请与本社出版部联系（010-64405510）

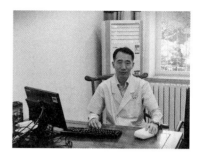

个人简介

徐书，男，江苏无锡人，主任中医师。北京中医药大学临床特聘专家，世界中医药联合会肿瘤外治法专业委员会副会长，中华中医药学会肿瘤创新联盟常务理事，发表论文十余篇，参与指导国家级课题一项，并著有中医皮外科专著《杏林碎金录》。

徐书毕业于北京中医学院（现北京中医药大学），业医三十余载，勤求博采，寻访名师，先后师从国医大师朱良春先生，国医大师李士懋先生，河北名老中医田淑霄老师，苏北家传三代中医外科名家陈瑞山先生，河北中医外科名家林为雄先生等，得其真传，为当今新孟河医派代表人物。徐书主任平日勤研经典，博涉诸家，提出了"以脉诊为中心，以经方为龙头，时方为龙尾，专病专药画龙点睛"的学术思想，尤擅以经方治疗各类疑难病证，疗效显著，诊日求医问药者，户限欲穿。

内容简介

　　本书介绍了 34 种临床常见病及疑难病的诊疗经验及心得感悟。每一病证分别从"辨证分型""验案集粹""临床心得"等方面展开讨论。其中，"辨证分型"详述该病的临床证候、病证变化及作者常用的辨证治疗方药。"验案集粹"是作者行医多年来运用辨证论治取效的一些典型案例，供读者参考。"临证心得"介绍了作者对该病的心得体悟，突出了辨证要点、专病专方及专病专药。

　　全书理、法、方、药一线贯穿，为作者三十余年临证之精华。在继承先贤经验的基础之上，作者结合多年临床经验，创造性地提出多种独具特色的学术思想。如首次提出肝癌"实在少阳，虚在厥阴"，并从厥阴虚寒论治肝癌；认为肺癌当从阴阳寒热辨治，提出热证易出现肝转移，寒证易伴随脑转移；由"阳开阴阖，阳生阴长"悟出尿毒症当从阴阳辨治；从三阴虚寒角度论治糖尿病；从气、火、水三个层面论治高血压等，验之皆疗效确切，具有较高的临床意义及学术价值，为难得的中医内科佳作，值得广大中医师生参考借鉴。

"道""法""术"是中医的三个层次。老子曰："道生一，一生二，二生三，三生万物。"古今先贤对中医的阐述无不是对"道""法""术"的精准定位。医圣张仲景的《伤寒论》从阴阳层面总结出六经辨证规律，展示了397法、113方，栩栩如生，犹如清明上河图一般宏伟壮丽、层次分明、结构严谨，令人有豁然开朗之感。

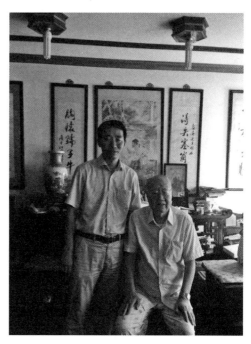

本书作者徐书（左一）与恩师朱良春先生合影

余自临证以来，喜读书，善思考，勤总结，反复实践，反复升华，从阴阳入手，以六经辨证结合专病专药，总结出肿瘤治疗之"三辨六法"。从"厥阴虚寒"论治肝癌，首次提出从"寒热"辨治肺癌，指出热证容易肝转移，寒证容易脑转移；首次提出从"阴阳"辨治尿毒症，总结出"阳开阴阖，阳生阴长"八字要诀；首次提出从"三阴"论治糖尿病，取得显著疗效；首次提出从"气上冲、水上冲、火上冲"三个层面来论治高血压病；首次提出从"瘀血"论治过敏性紫癜。这些经验来源于大量的临床实践，余从中总结出辨证大法，初窥出道的精妙。

另外，经过反复锤炼，余提出"以脉诊为中心，以经方作为龙头，时方验方作为龙尾，专病专药画龙点睛"的观点，并指出"经方是治疗疑难病的一把金钥匙"。

余临证 30 多年以来，曾有幸得到国医大师朱良春、李士懋和名医田淑霄、陈瑞山等恩师的悉心指点，在阴阳辨证、经方、脉诊领域略有所悟，实用于临床肿瘤及疑难病的诊疗，疗效显著。承蒙中国中医药出版社刘观涛主任的支持与鼓励，余把呕心沥血积累的经验毫无保留地全盘托出，以期帮助更多的年轻中医走捷径、早成才，为中医药事业的发展添砖加瓦，进而为人类的大健康事业做出一点贡献。

值此新书出版之际，余郑重感谢在中医之路上给予自己启迪与帮助的各位恩师！

书中观点乃个人经验所得，尚存在很多局限性，望各位同道批评指正。

个人电子邮箱：xusuys@163.com。

微博号：徐书中医。

目　录

第一节 哮喘：
治标容易治本难，挖掘哮喘断根方

> 余认为，哮喘由外邪引起，先解外邪，常用射干麻黄汤开太阳，后喘平痰多，改用苓甘五味姜辛汤，加牛蒡子、苏子；外邪已清，但仍偶有发作，则用"哮喘一方"防止哮喘复发，继服"哮喘二方"。

哮喘遇外感而诱发，病情反复，缠绵难愈。西医以激素长期治疗，但副作用很大。余临证以来一直在探索用中药治疗本病，偶然在20世纪50年代的《验方新编》中发现张志明老师介绍的治疗哮喘的断根方。

哮喘一方：制附片15g，生麻黄15g，地龙9g，珍珠母15g，甘草9g。将上5味药物打粉，每次1～3g，1日1次。

哮喘二方：紫河车15g，鹿角粉21g，蛤蚧24g。将上3味药物打粉，1次0.5～3g，1日1次。

【验案集粹】

严某，女，42岁。2016年4月5日初诊。

现病史：患过敏性哮喘 1 年余，经常反复发作，发作时咳逆倚息不能平卧，喉中痰鸣，夜间发作比较明显，哮止则如常人，舌淡苔白腻，脉浮弦。

辨证：太阳夹饮证。

治法：温散寒饮。

方药：射干麻黄汤加味。射干 10g，麻黄 6g，细辛 7g，款冬花 10g，紫菀 10g，姜半夏 12g，五味子 10g，生姜 10g，大枣 10g，苏子 10g，白芥子 10g，全虫 3g，甘草 6g，当归 10g，川芎 10g。7 剂。喘平能卧。后继服上方 7 剂。

后改方为"哮喘一方"，上午 1 次 0.5g，中午 1 次 0.5g。晚上服用"哮喘二方"1g。连续服用 3 月，至今未发。

【临证心得】

哮喘治标容易，治本难。阳虚者非常多见，凡先天不足，肾精亏虚或年老体衰，皆会导致肺肾两虚。肾虚失纳，肺虚失敛，导致哮喘迁延难愈。"哮喘一方"从肺阳虚论治，"哮喘二方"添精补髓，滋肾纳气，久服能正复痰除，振奋五脏。

第二节 过敏性鼻炎：
治疗千例效果佳，以脉确定特效方

> 余经过多年临床实践，发现并提出：过敏性鼻炎早期往往以寒为主，中后期则寒热并见，虚实夹杂；病邪有寒饮、水邪、火邪和血瘀为患，其根源为肾气亏虚。

从经络而言，鼻腔为阳明、太阳之地，所以开太阳、降阳明为主要治法。另外，少阴与太阳、太阴与阳明相表里，所以温少阴、宣太阴也很重要。从脏腑而言，主要病因是正气亏虚，寒邪夹风入内，初起在肺，继续深入伤脾，继之损及先天，内陷入肾，反复发作，缠绵难愈。

从六经辨证来看，儿童多从太阳病、太阳阳明合病、太阳太阴合病考虑。成人则以太少两感多见，以喷嚏、鼻痒、乏力少神、脉沉弱等为临床特点。鼻涕是水饮，痒是风，根在肾，脉象表现多为右寸关浮弦，或右寸沉弱，多伴有两尺弦紧。

中医自古就有"肾主五液"之说。《素问·逆调论》曰："夫水者，循津液而流也，肾者水脏，主津液。"《难经·四十九难》则说："肾主液，入肝为泣，入心为汗，入脾为涎，入肺为涕，自入为唾。"

然肾为何能主五液？盖五液之成，源自水谷，由乎五脏，而化为全身体液的一部分，其周流敷布，互生互化，惟肾气的蒸腾气化。若肾阳一亏，则水不得化，聚而为痰为饮，外邪引动，容易发生咳喘、喷嚏。若肾气充沛，气化正常，则不但津液有源，且邪水得排得化，气血津液滋养全身。所以过敏性鼻炎本在肾，标在肺与鼻。

余通过在临床中反复实践，发现从经方入手，以脉定证，以证定方，取效较快。

【辨证分型】

1. 太阳表证

可见面白，鼻痒，喷嚏连连，颈部常感不适，口不干，大便一般偏干，舌苔白、质不红，脉见右寸浮弦。选方：葛根汤加茯苓、白术、附子等。

2. 太阳太阴合病

可见面色萎黄，鼻痒，或见鼻塞，乏力，食欲不佳，大便可见偏溏，舌淡苔白，脉右寸弱。选方：补中益气汤加菟丝子、枸杞子、巴戟天、淫羊藿等。

3. 太少两感证

可见鼻痒，喷嚏连发，对冷空气或对气味比较敏感，时感腰酸，口中和，舌淡苔薄，脉细弱。选方：麻黄附子细辛汤加菟丝子、枸杞子、巴戟天、淫羊藿等。此型进入后期，症状得到缓解后，以再造散巩固治疗。

【验案集粹】

案1　院某，男，39岁。2015年9月25日初诊。

现病史：鼻痒，喷嚏连连，目痒，伴鼻塞3年加重1周，面白，恶寒，口中和，舌质暗，苔白腻，脉细弦。CT片示：鼻甲肥大。

辨证：太少两感证。

治法：温少阴兼散风止痒。

方药：麻黄附子细辛汤加味。麻黄5g，细辛5g，制附子10g，僵蚕10g，蝉衣10g，乌梅10g，地肤子15g。10剂。

二诊：药后效果佳，诸症好转，仍有偶发，继续以上方巩固治疗10剂。

三诊：仍然偶发，改方，但仍以麻附细辛汤为基础方。麻黄5g，附子10g，细辛5g，干姜10g，茯苓30g，白术20g，菟丝子30g，枸杞子30g，巴戟天20g，仙灵脾30g。10剂。

四诊：药后症情平稳，继续原法巩固治疗。

案2　钱某，女，32岁。2015年10月3日初诊。

现病史：鼻痒伴喷嚏发作3年，加重1个月，在多家医院均诊断为"过敏性鼻炎"。经过中西医治疗，病情时轻时重。刻诊：鼻痒，鼻塞，偶作喷嚏，颈部经常酸痛，口干，大便正常，舌质偏红，苔白，脉右寸大。

辨证：太阳表夹热证。

治法：开太阳降阳明。

方药：葛根汤加味。葛根30g，麻黄5g，桂枝10g，白芍10g，甘草 6g，黄芩 9g，金银花 10g，连翘 10g，白蒺藜 10g，菊花 10g，地肤子 15g。7 剂。

二诊：药后鼻塞、鼻痒明显好转，口不干，颈部无酸痛。继续上方 20 剂后，诸症消失，继之以再造散善后。

【临证心得】

过敏性鼻炎，余治疗数千例，效果甚佳，取效关键在于准确探究疾病病机，并把握六经辨证规律。本病的发病特点可归纳为：鼻炎无症状期时病位在阴，症状明显时则表现为阴中伏阳。临床中大多两经或三经合病，可见右寸、关脉大，或右寸弦，或右寸弱等。余常以脉定方与法。在用药方面，余习惯加用金银花与连翘、白蒺藜与菊花两组对药，痒甚者加用地肤子。另，把葛根汤做成膏剂外用以治疗过敏性鼻炎，效果亦可。

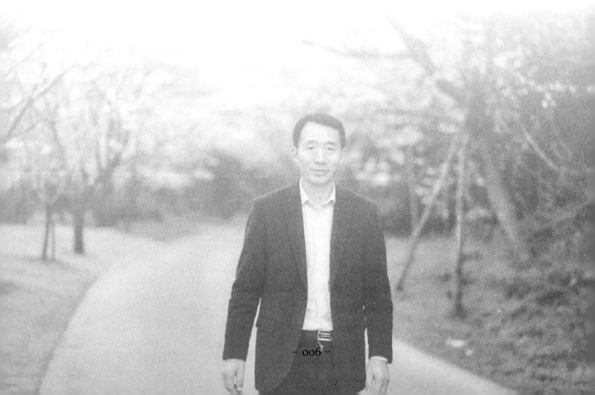

第三节　咽痒咳嗽：
精准辨治临床中，一剂知来二剂已

> 余认为，咽痒咳嗽大多是全身的寒，特别是肺、脾、肾三脏阳虚所致。而咽喉局部往往风、寒、燥邪合而为病。故在临床中，首先要分清风、寒、燥邪各自的致病特点。

【辨证分型】

1. 风邪致咳

风邪致咳有三个特点：①咳嗽时发时止；②咽部通常不发红，多表现为苍白；③痰为泡沫样。符合这三个要点，基本上可以从风论治。"颠顶之上，唯风可到。"头面部的病变，一般跟风邪关系比较密切。而且，风善行而数变，风邪与孔窍关系紧密，如鼻窍、咽喉、肛门等。正如肠风便毒，古人早已注意到此类问题。当患者出现咽痒的时候，我们需要判断有无风邪存在。风邪引起的咽痒，我们可以加用荆芥、防风、蝉衣、僵蚕。

2. 寒邪致咳

寒邪致咳的特点包括：①持续时间比较长；②受寒以后症状加

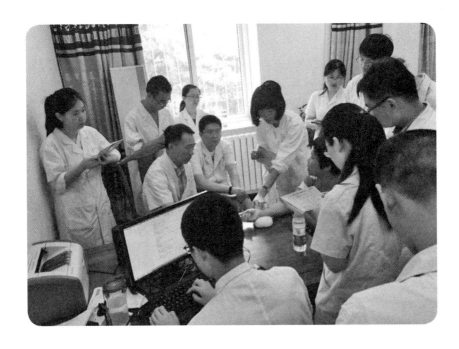

重。如咽喉受凉，喝凉水后，马上引起咽痒或咽痒加重。药用干姜、细辛、五味子，这三味药是治疗寒性咽痒的特效药。干姜、细辛、五味子散收并进，祛除寒邪。另外，五味子酸收之性也能起到抗过敏作用。

3. 燥邪致咳

燥邪导致的咽痒多由阴液亏耗所致，此类患者在临床中最为多见。其特点为：①可以观察到咽部较红，充血较明显；②咽喉发干的感觉明显。药用当归、南沙参、天花粉、牡蛎。

【验案集粹】

孙某，男，5岁。2016年10月15日初诊。

现病史：间断咳嗽3个月，加重1周。曾去医院就诊，诊断为

"支气管炎"，予以中西药治疗，症状时轻时重。近1周又出现咳嗽加重，呛咳，无痰，无鼻涕，咽部发红，两肺呼吸音正常，舌尖红苔白，脉左关弦右寸浮弱。

辨证：燥邪伤肺，木反侮金。

治法：清燥润肺，平肝温摄。

方药：蛤壳10g，龙骨10g，牡蛎10g，当归6g，南沙参10g，天浆壳9g，白前8g，挂金灯6g，制附片3g，枇杷叶10g。5剂。

二诊：家长代诉，患儿服药3剂后，咳嗽消失。继用上方巩固之。

【临证心得】

对于咽痒咳嗽，在临证中只要做到辨证准确，分清风、寒、燥邪孰轻孰重，并有针对性地放矢，即可达到一剂知、两剂已的疗效。在临证中这类患者大多属太阳不解，表邪内陷，正如古人所言："伏邪不醒便成痨。"病位在太阳、少阴者，将温少阴、开太阳作为常法，以麻黄附子细辛汤温托开透，祛邪外出，同时针对咽喉局部予以祛风、散寒、滋阴法，即可取得非常好的效果。

第四节 血小板减少性紫癜：

跟师汤氏老中医，厥阴入手治少阴

> 血小板减少性紫癜，属于临床疑难病之一，治疗起来非常棘手。余20世纪90年代跟师于江苏名中医汤承祖老先生，他善治血小板减少性紫癜，总结出专方"乌梅汤"，其机理主要从厥阴入手，厥阴、少阴同治，故于第一例病案中奏效。

余经过多年临床，体悟到血象指标的功用，结合中医基础理论，首次提出：血小板乃血中之营，其根在少阴，故在出血期可分阳斑与阴斑论治。阳斑者多由邪热内炽，迫血妄行，出血广泛，发病急；阴斑者多为浮越之阳上浮，血不归经，其本在少阴，进一步发展可病入厥阴，即厥阴、少阴并病。须指出的是，外感易引动伏邪，感冒、发热常引发此病加重。

【辨证分型】

在治疗上，余从脉来定证，在出血期可从脉来定虚实：①脉弦滑者可从实证论治；②脉弦细滑而沉取无力或两尺弱者，以虚为本，从少阴论治。结合专病专方，可取佳效。

【验案集粹】

案 1　张某，女，80 岁。2013 年 7 月 10 日初诊。

现病史：患血小板减少性紫癜 7 年。紫癜反复发作，一直以激素维持，有糖尿病病史 20 年，房颤病史 5 年。查血小板 5.1×10^9/L，因其儿子顽固性咳嗽在我处诊治得效故前来就诊。面色虚浮，周身可见散在的紫癜，时常鼻衄、齿衄，伴心悸、气短、乏力、腰酸、纳呆、便溏，舌淡苔白，脉沉细无力。

辨证：血证（心脾两虚）。

治法：补养心脾，安神定志。

方药：党参 10g，白术 10g，黄芪 24g，酸枣仁 10g，木香 10g，龙眼 12g，甘草 6g，茯苓 20g，远志 6g，仙鹤草 30g。10 剂。

二诊：病人心慌、气短、便溏转善，但紫癜并无明显改变。

方药：乌梅 10g，白芍 10g，红参 10g，黄芪 60g，生地黄 15g，熟地黄 30g，菟丝子 30g，枸杞子 30g，巴戟天 15g，仙灵脾 30g，仙鹤草 30g，补骨脂 10g，当归 10g，陈皮 10g，甘草 6g。

患者坚持用此方 8 个月余，紫癜全部消失，复查血小板处于 $12 \times 10^9 \sim 13 \times 10^9$/L。

案 2　韩某，女，41 岁。2015 年 3 月 17 日初诊。

现病史：周身散在性皮疹 3 个月。曾在多家医院诊断为"血小板减少性紫癜"。西药治疗效果不佳，求治于中医。周身散在性紫癜，以下肢为多见，时常鼻衄头昏，身常眴动，下肢冷，手心易出汗，口干，咳嗽痰多，失眠，舌淡胖苔白腻，脉沉弱。

辨证：血证（少阴虚寒）。

治法：温潜少阴，托毒外出。

方药：附子 10g，桂枝 10g，白芍 15g，炮姜 10g，生龙骨 30g，生牡蛎 30g，灵磁石 30g，焦白术 15g，仙鹤草 60g，升麻 10g，鳖甲 15g。10 剂。

二诊：失眠，身瞤动消失，舌淡胖舌苔白腻，脉沉弱。继用上方 10 剂。

三诊：患者精神佳，紫癜逐步消退，下肢冷好转，脉较前有力。上方去升麻、鳖甲，加红参、五灵脂、菟丝子、枸杞子、巴戟天、仙灵脾。一直以此方加减治疗 9 个月，血小板从 3.5×10^9/L 升至

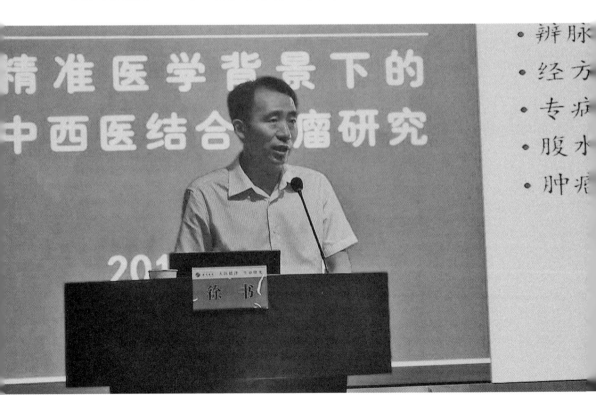

9.9×10^9/L，后以桂枝加龙骨牡蛎汤加鹿茸培元固本，巩固治疗。

【临证心得】

　　血小板减少性紫癜，属于临床疑难病之一，治疗起来非常棘手。余20世纪90年代跟师于江苏名中医汤承祖老先生，他善治血小板减少性紫癜，总结出专方"乌梅汤"，其机理主要从厥阴入手，厥阴、少阴同治，故于第一例病案中奏效。后介绍此方给同道治疗多例血小板减少性紫癜，均有良效。第二例病案，其病在少阴，以真武汤合升麻鳖甲汤加味，取得满意疗效。升麻鳖甲汤是仲景治疗阴阳毒的名方。余思其意，在急性发作期，以升麻配鳖甲，可以引毒从阴分透邪外出，当病情稳定以后，以龙骨、牡蛎收尾，防止复发，此为本病的辨证技巧。另外，血小板是血中之阴，主涵养精气，血小板低主要是阴虚火旺，故易出血，后期可成阴阳两虚之危候。

第五节 胆结石：
湿热寒郁齐入手，关键在于一个"通"

> 余认为，治疗之法，关键在于一个"通"字，可通过调气以和血，调血以和气。上逆者使之下行，中结者使之旁通，寒者温而通之，虚者补而通之。

余认为胆结石属于有形之物，可以从阴阳来辨治。当结石移动或继发感染时，当从阳证来入手，病位一般在少阳、阳明；当结石潜伏不动时，可从阴证来治，病位在厥阴。

【辨证分型】

1. 湿热型

此型主要表现为右上腹持续胀痛，腹肌紧张，多向右肩背部放射，伴恶寒发热，口苦咽干，恶心呕吐，不思饮食。舌质偏红，苔黄腻，脉弦滑。选用大柴胡汤合大黄牡丹汤加郁金、金钱草。

2. 寒湿型

此型主要表现为右上腹胀痛，畏寒，大便稀溏，舌苔白腻，脉弦细。选用当归四逆汤加乌梅、金钱草。

另外，胆结石发作期，疼痛剧烈时，可针刺双内关、双足三里以及右侧阳陵泉，可使疼痛缓解。在结石的缓解期，湿热型者可用散剂调治：柴胡50g，木香100g，川楝子50g，延胡索50g，茵陈50g，郁金100g，栀子30g，丹参20g，金钱草300g，大黄30g。研末，每次服用3g，1日2次。寒湿型者，宜大黄附子汤打粉，炼蜜为丸，每次3g，1日2次，可以防止胆囊炎发作。

【验案集粹】

颜某，男，39岁。2016年5月10日初诊。

现病史：右胁疼痛5年余，经常反复发作，B超提示胆结石，建议手术治疗。患者拒绝，求治于中医。现右胁疼痛不适，面色白，腹胀，大便偏稀，舌淡苔白腻，脉弦细。

辨证：厥阴虚寒，太阴不足。

治法：温通厥阴，温补太阴。

方药：当归10g，桂枝10g，白芍10g，细辛5g，党参10g，白术10g，炮姜10g，香附10g，甘草6g。10剂。

二诊：药后右胁疼痛好转，腹胀减轻，大便仍偏稀，上方加肉桂5g，赤石脂30g，续进10剂。

三诊：右胁疼痛消失，无腹胀，大便正常，舌淡苔白，脉较前有力。以大黄30g、附子100g、细辛30g打成粉末，每日2次，1次2g，巩固治疗。

急性胆结石，经过失治、误治，往往会转成慢性，虚寒性胆石症临床上非常多见，余从厥阴入手，以当归四逆汤治之，取效尚可。

【临证心得】

胆结石属于中医学的胁痛、结胸、黄疸等范畴。西医临床中则分为两种类型：一种是复合性结石，因体积较大，不能通过胆道排出，这种通过中医治疗可以促进结石裂解；另一种即是泥沙型结石，中医治疗效果甚好。

中医学认为，胆为中清之腑，与肝互为表里，同属木，喜条达。当肝气郁结，或肝胆湿热，极易引起胆汁瘀滞不通，通降功能失调。故余认为，治疗之法，关键在于一个"通"字，可通过调气以和血，调血以和气。上逆者使之下行，中结者使之旁通，寒者温而通之，虚者补而通之。欲得高效者，关键在于如何变。

肝与胆互为表里，胆汁的分泌依赖肝的疏泄功能正常才能完成。胆为六腑之一，六腑以通为用，实而不能满。若情志忧郁，脾胃运化功能失常，湿热郁结于中焦，或恣食膏粱厚味，则大壅大塞，肝失疏泄，胆失中清，通降功能失调，长期的湿热凝聚，胆液凝结煎熬日久，变成结石。

临床中，胆结石的治疗多从湿热、寒、郁三方面入手，由于胆囊结石是长期湿热不化，煎熬胆汁变成结石，所以湿热型最为多见。胆结石日久影响脾胃功能，会出现肝阳虚寒的证候，这时可以用当归四逆汤。郁，为胆结石共同的病理基础，胆结石一般伴随胆囊炎的症状，患者自诉上腹部胀痛不适，所以在治疗中，解郁非常重要，可以达到疏肝利胆的功效，此时常用香附、郁金、柴胡。

第六节 肩痹：
久治不愈有四法，平脉辨证是抓手

> 在临床使用葛根汤时，我的经验主要以右寸浮弦紧为主要抓手，若右寸弱则以补中益气汤；若右寸浮，沉取无力，则以麻黄附子细辛汤作为抓手。

肩周炎属中医"肩痹"范畴，多见于中年以上的患者，故有"五十肩"之称。余在多年临床中总结出肩痹的辨证要点，即风、寒、痰三邪互结。属风者，肩部畏风怕凉；属寒者，疼痛剧烈；属痰者，肩部沉重。同时，根据《素问·阴阳应象大论》"年四十，而阴气大半也，起居衰矣"之理，应结合养血补肾以治其本，可取良效。病程短者，以风、寒、虚为主；病程长者，风、寒、痰、虚、瘀间杂互见。若病久见大便干结、舌下脉络青紫者，应考虑邪瘀互阻，当结合虫类药以搜风通络。

【辨证分型】

1. 风痹

症见肩部关节疼痛，痛无定处，肩部怕风，屈伸不利，舌淡苔白，脉浮缓。此类患者一般都伴有肩部畏风怕凉。

治以祛风通络法，方药选用蠲痹汤加减：羌活 6g，独活 15g，片姜黄 10g，秦艽 10g，桂枝 15g，桑枝 30g，海桐皮 15g，当归 15g，没药 10g，甘草 6g。

本方脱胎于程氏的蠲痹汤，蠲痹汤由羌活、独活、桂枝、秦艽、海风藤、桑枝、当归、川芎、乳香、木香、甘草组成。我们从此方可以看出，一般上肢疼痛可选羌活、秦艽、桂枝、桑枝，此为用药规律。肩痹常由风、寒、湿共同作用而成，而这个方缺少化湿之品，故在临床中要加萆薢、薏苡仁等。对于风邪引起的疼痛，为什么不选麻黄、桂枝，而选独活、羌活这些祛风药呢？因为羌活、独活这类药不仅能解表散寒，还能祛风除湿，更重要的是能止痛。在祛风除湿药里镇痛作用最强的是独活，此药一般用 15 ~ 30g，就可达到很好的止痛

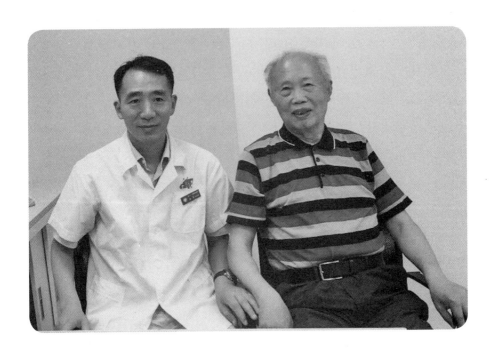

效果，严重者可用至 60g。

2. 寒痹

症见肩部关节疼痛，痛有定处，疼痛剧烈，遇寒则甚，得热则舒，屈伸不利，苔白，脉弦紧。

治以祛风散寒，方以葛根汤配乌头汤加味：葛根 30g，麻黄 5g，桂枝 10g，白芍 20g，制川乌 7g，细辛 5g，片姜黄 10g，海桐皮 15g，甘草 6g。

3. 痰痹

症见肩部关节疼痛，沉重重着，屈伸不利，气候变化时加剧，舌苔白腻，脉缓涩。

治以导痰通下，方以指迷茯苓丸加味：茯苓 30g，苍术 10g，半夏 20g，芒硝 10g，制南星 20g，桑枝 30g。

芒硝，味咸软坚，祛痰坚积，用量 10 ~ 20g，可明显解除肩关节凝结之症。但口味难以下咽是其缺点，可与蜂蜜同服。

南星治骨痛是从古代伤科善用南星且多重用而悟出，我的老师朱良春先生也善用此药治疗类风湿性关节炎、骨癌等。

4. 肾精亏虚

症见肩部关节隐痛、麻木，屈伸不利，活动后加重，多见于老年患者，常常伴有大便干结，舌淡苔白，脉两尺弱。这类患者大都以肩部骨质增生为主。

治以养血填精，方用引火汤加鹿角片、威灵仙、骨碎补：熟地黄 60g，天冬 10g，麦冬 10g，五味子 10g，肉桂 3g，巴戟天 10g，仙灵脾 30g，菟丝子 10g，枸杞子 10g，鹿角片 10g，威灵仙 20g，骨碎补 30g。

【验案集粹】

孙某，女，63岁。2016年11月10日初诊。

现病史：肩关节活动不利伴疼痛1月余。肩部沉重重着，肩关节外展受限，夜间加重，无口干口苦，面色偏黑，二便正常，舌淡红，苔白腻，脉浮弦紧。

辨证：太阳寒湿闭阻。

治法：温散寒水，少佐通络。

方药：葛根30g，麻黄5g，桂枝10g，白芍20g，甘草10g，海桐皮15g，片姜黄10g，茯苓30g，白术20g，附子10g。10剂。

二诊：疼痛已愈大半，继用上方巩固治疗。

【临证心得】

《灵枢》曰："两虚相得，乃容其形，两实相逢，众中肉坚。"肩颈之上，唯风可到。所以本病的病机是气血渐衰，肝肾渐亏。气血衰则关节失于濡养；肝肾亏则其所合之筋骨松懈；正气亏虚乃至风、寒、湿三气侵犯肌表脉络而成。故见肩关节疼痛，屈伸不利，麻木不仁，严重者反复发作。在临床使用葛根汤时，我的经验主要以右寸浮弦紧为主要抓手，若右寸弱则以补中益气汤；若右寸浮，沉取无力，则以麻黄附子细辛汤作为抓手。

第七节 ▶ 椎间盘突出：
三十年治数千例，三种证型药到除

余临证 30 年来诊治椎间盘突出数千例，大致总结为三种类型：一种为寒痹型，一种为寒湿型，一种为瘀血型。运用中医治疗疗效显著。

《内经》曰："风寒湿三气杂至合而为痹也，寒气胜者为痛痹。"余认为，椎间盘突出主要有两个原因：一是寒凝痹阻，湿邪浸淫；二是腰扭伤以后患者没有彻底治疗，引起关节韧带变形，形成气血瘀滞。

余在临床中对于椎间盘突出的辨证，可分三个方面。其一，椎间盘突出急性发作期以神经根水肿为主要矛盾，可重用葛根汤。其二，水肿消退仍然以疼痛为主的，以麻黄附子细辛汤合乌头汤加味。其三，慢性椎间盘病变急性发作，余大多从瘀血论治。

从经络辨证来说，可以根据疼痛的部位，来辨证病邪在哪一条经络。从疼痛的部位来看，足太阳膀胱经多见，其次是少阳经。椎间盘的突出与脊柱韧带的松弛有关，韧带的松弛与寒、湿、瘀的关系非常密切，所以在治疗中往往是寒邪与湿邪相互夹杂，或瘀血与湿邪相互夹杂。抓住要点，有的放矢，可药到病除。

余临证 30 年来诊治椎间盘突出数千例，大致总结为三种类型：一种为寒痹型，一种为寒湿型，一种为瘀血型。运用中医治疗疗效显著。

【辨证分型】

1. 寒痹型

腰部及下肢疼痛，受寒则重，得温则舒，常常伴有颈部僵硬，口淡，舌淡苔白，寸脉浮。

选方：葛根汤加味。

用药：葛根 15g，麻黄 5g，桂枝 10g，白芍 30g，甘草 15g，制川乌 6g，黄芪 24g，细辛 3g，牛膝 9g。

2. 寒湿型

腰部及下肢疼痛，重着，口中黏腻，舌苔厚重，脉两尺弦紧。

选方：麻黄附子细辛汤合甘姜苓术汤加味。

用药：麻黄 5g，附子 10g，细辛 5g，干姜 3g，茯苓 30g，白术 20g，透骨草 15g，伸筋草 30g，威灵仙 20g，延胡索 10g。

3. 瘀血型

患者常有外伤病史，腰部及下肢疼痛，夜间加重，舌有瘀斑或瘀点，脉弦细涩。

选方：身痛逐瘀汤加味。

用药：秦艽 10g，川芎 10g，桃仁 10g，红花 6g，甘草 6g，羌活 6g，没药 6g，当归 24g，醋五灵脂 10g，香附 9g，牛膝 9g，地龙 6g。

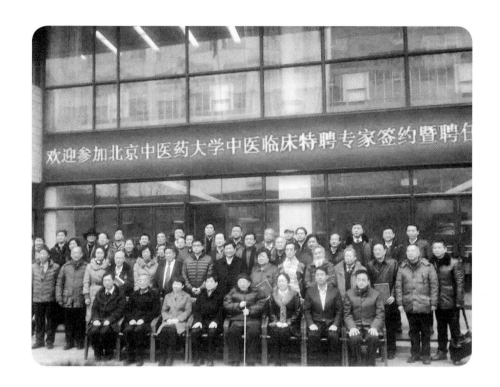

【验案集粹】

张某，男，50 岁。2015 年 10 月 12 日初诊。

现病史：形体肥胖，面黑，腰及左下肢疼痛十余天，在医院诊断"腰椎间盘突出"。口不干不苦，二便正常，有外伤病史，舌暗，边有瘀斑，苔薄腻，脉细涩。

辨证：瘀血痹。

治法：活血化瘀，理气止痛。

方药：身痛逐瘀汤。秦艽 10g，川芎 10g，桃仁 10g，红花 6g，甘草 6g，羌活 6g，没药 6g，当归 24g，醋五灵脂 10g，香附 9g，牛膝 9g，地龙 6g，血竭 2g（冲服）。20 剂病愈。

【临证心得】

治疗椎间盘突出，余选方主要依靠脉诊来定。若脉弦紧，特别是右寸弦紧，一般选用葛根汤；若两尺弦紧直接选用麻黄附子细辛汤；若脉细涩可选用身痛逐瘀汤。

另外，在辨治腰椎间盘突出时余喜欢用虫类药。关于虫类药的选择，余喜用蜈蚣，其有祛风、活络、止痛之效。因为蜈蚣的形状像脊柱，所以治疗脊柱的病变时，无论是椎间盘突出、强直性脊柱炎，还是脊髓空洞症，我都用蜈蚣来治疗，用量每次 3～5 条，碾粉冲服。若下肢痉挛性疼痛，可选全蝎 3~5g，解除痉挛效果不错。另外，对于椎间盘急性期的疼痛见右寸浮弦紧，可应用大剂量的葛根汤，不仅能疏风散寒，而且能利水消肿，可迅速改变椎间盘神经根压迫引起的水肿疼痛。龙血竭是治疗骨病的特效药，能活血化瘀，定痛止血，敛疮生肌，续伤接骨。余治疗椎间盘突出、骨质增生常喜欢加用，一般用 2g 冲服。如果病变在少阳经，则选用四逆散加活血效灵丹加蜈蚣、血竭来治疗。

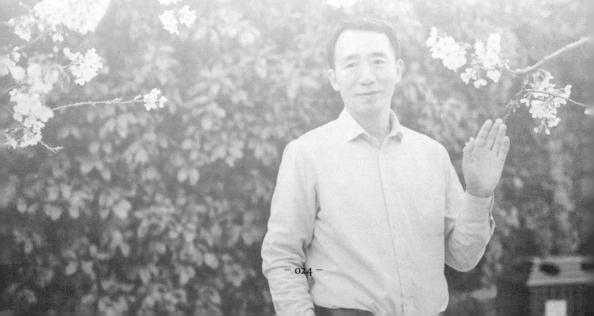

第八节 肺癌：
"三辨六法"首次提，亦重抗癌专效药

　　余在临床辨证治疗肺癌时，一般情况下，小细胞癌或鳞状细胞癌按肺痈处理，常用《金匮要略》中的桔梗白散、葶苈大枣泻肺汤、皂荚丸、千金苇茎汤来治疗。肺腺癌常用三生饮加减。在临床辨证论治活用经方外，还需酌情加破血解毒、攻积消癥、软坚散结药。

　　余研习《伤寒论》多年，读仲景之书深感仲景所言的肺痿、肺痈之症与晚期的肺癌病人的症状极其相似。虽然相似，但不可断定肺癌即是肺痿。余在临床辨证治疗肺癌时，一般情况下，小细胞癌或鳞状细胞癌按肺痈处理，常用《金匮要略》中的桔梗白散、葶苈大枣泻肺汤、皂荚丸、千金苇茎汤来治疗。肺腺癌常用三生饮加减。在临床辨证论治活用经方外，还需酌情加破血解毒、攻积消癥、软坚散结药，如血竭、桃仁、芒硝、土茯苓、三七、鳖甲、白芥子、龙葵、白英，以驱逐癌毒所引起的脓血。但是此类药皆属于下气降逆攻毒药，为了防止戕害正气，故在攻癌基础上加入白术、薏苡仁、茯苓，以补土生金。虚则补其母，亦不失为治疗肺癌的一大思路。

当肺癌出现肺痿症状时，可以运用仲景的两个方，一个是甘草干姜汤，另一个是麦门冬汤。我们可以将这两个方看作是治疗肺痿的两大方法，由甘草干姜汤我们可以发展到运用阳和汤来治疗，而麦门冬汤我们可以进一步拓展到运用炙甘草汤来治疗。余在临床实践中发现，将阳和汤、炙甘草汤分别应用于鳞状细胞癌与小细胞癌的后期调理，均可取得一定的效果。而且，鳞状细胞癌早、中期可以用肺痈的思路来辨证论治，晚期多从肺痿来治疗。

针对肿瘤总的辨证方法，余首次提出"三辨六法"。

1. 三辨

（1）首辨阴阳，再辨六经。

（2）辨气血阴阳之亏，温补肾阳为先。

（3）辨病与辨证相结合，明肿瘤之性。

2. 六法

（1）寒热同用法：因为肿瘤病机比较复杂，常常表现为局部的热、全身的寒，或上热下寒。在这个时候就要根据具体情况、孰寒孰热的程度，来决定寒药热药的量，从而达到最佳的效果。仲景在《伤寒论》厥阴篇的乌梅丸给我们提供了寒热同用的一个例证。当热多了以后，可以黄连、黄柏重用，必要时加黄芩以清三焦之火。附子、肉桂可轻用，临床重在活辨。

（2）清热解毒法：肿瘤与热毒同时存在，特别是中、晚期的癌症患者，常伴有肿块局部灼热疼痛，发热或五心烦热，口渴，便秘等。清热解毒药可以控制肿瘤周围炎症，提高免疫力，防止肿瘤扩散。在治疗小细胞肺癌时，余常选用金荞麦根、龙葵、白毛藤、蚤休等。在选用清热解毒药时，余主张选用鲜品，因其含有大量生物活性，抗癌效果比较好，可榨汁服用。

（3）金石法：主要使用矿物药，如砒霜、紫石英、青礞石、龙骨、牡蛎等，这些药物不仅能祛风平肝止痛，还能促进癌细胞的凋亡，是未来 50 年抗癌最有前景的药物之一。

（4）攻下法：主要使用大黄、芒硝、甘遂、大戟、芫花等药物。癌毒一定要有出路，所以通大便可以在一定程度上缓解癌毒的发展。比如肺癌，当寒象明显的时候，极易脑转移；当热象明显的时候，极易肝转移。适时攻下让癌毒有出路，这是我们肿瘤科医生要把握的要点。

（5）以毒攻毒法：主要是应用虫类药攻克肿瘤的方法。草木无情，虫类有情，性喜攻逐走窜，通达经络，搜剔疏利，无所不至。另外，虫类药又系高蛋白，可激发体内细胞再生。临床中可根据不同种类的肿瘤选用不同药物。如肺癌一般选用天龙、全虫；肝癌一般选用鼠妇、地鳖虫、穿山甲等。

（6）化痰软坚法：不仅能软化肿块，还能清热泻火。如天南星、贝母、山慈菇、海浮石、僵蚕、半夏、天葵子等。

【辨证分型】

1. 太阳少阴少阳合病

临床表现：咳嗽，咽喉痒，咽喉干，清涕多，舌苔白腻，寸关脉弦细，尺弦。

选方：麻黄附子细辛汤加天花粉、生牡蛎、桔梗、山海螺、天浆壳、海浮石、全蝎、生甘草。

2. 太阳阳明合病

临床表现：咳而汗出，痰黄，咽部充血，腹胀，大便黏滞不爽，舌苔黄腻，脉滑数。

选方：千金苇茎汤合用小陷胸汤加龙葵、石上柏、白英。

3. 太阴少阴合病

临床表现：咽干咽痒，气管作痒，胸闷等。舌苔厚腻，脉象沉弱。

选方：泽漆汤合用真武汤，重用泽漆 50～100g。

4. 少阴虚阳上浮

临床表现：咳嗽，口干，失眠，面红，下肢冷，腰酸，舌苔白腻，寸关脉大、尺脉弱。

选方：引火汤合用封髓潜阳丹。

【验案集粹】

案 1 罗某，女，66 岁。2016 年 8 月 23 日初诊。

现病史：胸闷伴咳嗽 20 天。经输液治疗无明显效果。在江阴人民医院 CT 显示左下肺占位，考虑恶性肿瘤可能。住院行左下肺叶切除术，术中诊断为"左下肺腺癌"。建议放疗、化疗治疗，因为患者家庭非常困难，故拒绝住院，遂求治于中医。刻诊：口干，胸闷，时有咳嗽，大便干结，舌尖红，舌苔白腻，寸关脉偏大尺弱。

辨证：少阴虚阳上浮。

治法：温肾潜阳，填精化气。

方药：海浮石 15g，姜半夏 15g，黄附子 10g，熟地黄 60g，天冬 15g，麦冬 15g，炮姜 10g，巴戟天 15g，山慈菇 5g，菟丝子 20g，枸杞子 20g，女贞子 20g，五味子 10g，砂仁 10g，龟甲 10g，黄柏

6g，甘草 10g。10 剂。

以此方加减治疗至 2016 年 12 月 27 日。复查 CT 示：肺部肿块消失，遗留小的结节影。继续以原方加减治疗。其中加减的方药有蜂房、蜈蚣、生南星、商陆、蛇六谷、白花蛇舌草、海藻、昆布等。

案 2 杨某，男，45 岁。2016 年 4 月 27 日初诊。

现病史：胸闷，咳嗽伴呼吸困难 1 个月。在多家医院诊断为"肺癌伴胸水"。予以抗癌及抽胸水治疗，抽完水后不久胸水恢复如初，如此反复，最后西医主动建议找中医诊治。来诊见患者面色萎黄，胸闷，呼吸困难，口不干，舌淡，苔白腻，脉沉弦。

辨证：痰饮积聚，停滞胸膈。

治法：祛邪逐水。

方药：枳实 10g，薤白 10g，桂枝 10g，白术 20g，茯苓 30g，

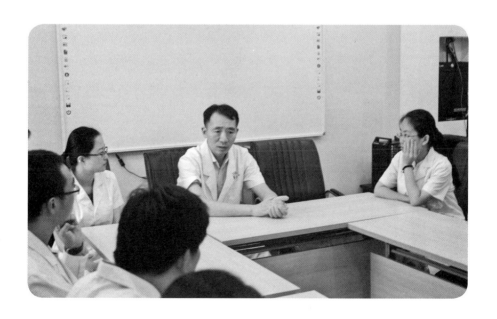

猪苓 15g，泽泻 20g，丹参 20g，檀香 5g，砂仁 5g，桑白皮 30g，葶苈子 30g，红参 10g，黄附子 10g，干姜 10g，甘草 3g，生姜 10g，红枣 20g。10 剂。

同时口服变通十枣汤。

二诊：药后胸闷呼吸困难明显好转，继续用本方 30 天后，复查胸水全部消失。

【临证心得】

"肺为娇脏，不耐寒热，易虚易实，外合皮毛。"余认为寒邪是肺病的重要致病因素，正如《内经》所言："形寒饮冷则伤肺。"肺主气，无论外感内伤，侵犯于肺皆会引起肺气失调，肺气失宣则身痛，肺气失降则呃逆，肺气不通则失音，肺气痹阻则喉痛，肺气不舒则不食，肺气失畅则呕吐、腹胀、便秘、小便不通。正如《内经》所言："上焦不行，下脘不通。"所以肺病可以影响到五脏六腑。

另外，"肺为华盖"，覆盖在五脏六腑之上。肺是人体较大的器官，几乎占据了整个上焦，同时肺是人体所有血液获得氧气的地方，全身的血液经过循环都要到达肺，从而获取氧气，并将其带到全身各个部分，所以肺癌是最容易转移的，并且也难以控制。

肺癌的病因病机比较复杂，单靠经方不能完全解决问题，从历代医家对肺癌病机的认识来看，大致可总结为虚、痰、瘀、毒四个字。临床所见，壮人无积，虚人则有之。虚主要在肺、脾、肾三脏，痰是主要的病因产物，痰与瘀之间相互勾结，互为影响。毒包括热毒、寒毒、瘀毒。所以肺癌病情危笃，多因虚而得，因虚而致实。虚乃积之本，实为积之标。故肺癌乃本虚标实之证。

对于肺癌的望诊与脉诊，余首次提出如下几点：

1.《金匮要略》曰："寸口脉数，其人咳，口中反有浊唾涎沫者何？师曰：为肺痿之病。若口中辟辟燥，咳即胸中隐隐痛，脉反滑数，此为肺痈，咳唾脓血。脉数虚者为肺痿，数实者为肺痈。"由此可见，从肺痿、肺痈的脉诊的变化，可以作为肺癌一个非常重要的评判标准。在肺癌的诊治中，最多见的是滑脉、弦脉、细脉、数脉。其中滑脉主痰湿，弦脉主气滞血瘀，细脉主血虚，数脉主热主病进，晚期肺癌形神俱衰，喘促咳血，汗出肢冷，目瞑不能平卧，见脉弦滑顶指而中空无力，病死不治。

2.肺癌的中、晚期常见舌尖的右侧有隆起或见瘀滞斑，最常见的舌苔是厚腻的，可诊断为痰浊。舌苔厚腻黄干，则可定为阳明腑实，此时可泄阳明之热而通肺气，防止肺癌脑转移。舌质紫暗，舌下络张可考虑肺脉瘀阻，可适当地予以活血，常用丹参、赤芍、三七、血竭、莪术等，常可以使肺部肿块缩小。

3.《内经》中记载："阙上者，咽喉也；阙中者，肺也。"所以肺癌早期可见阙中有很重的痕迹。如果伴有面色晦暗，面部黑如蒙尘，为正气虚衰；如果颜面无华，汗如油出，神色惨淡者，肺气将绝，预后尤差。有的肺癌患者颧部可见蟹爪纹，从蟹爪纹的深浅可以判断肿瘤的轻重。

癌性胸水，即相当于仲景所说的悬饮病，治疗起来非常棘手。余思之，悬饮病证候与胸痹篇枳实薤白桂枝汤——胸痹心中痞，留气结于胸，胸满，胁下逆抢心症状颇为相似，故选用本方合五苓散利水，丹参饮活血通阳，故疗效佳。病重者可合用四消汤——香附、五灵脂、牙皂、黑丑、白丑各等量，每天服用2次，每次6～10g，可根据尿量的情况决定其用量。

病痰饮者，当以温药和之。此乃痰饮之纲领。"和"之意主要是调整枢机，病位在少阳与少阴，可用小柴胡汤合麻附辛加减；"温"之意主要是温阳化饮，以四逆汤合苓桂术甘汤；"行"之意主要是调其气，呼出在肺，吸入在肾，气行则血行，所以调气法在肺病治疗中非常重要，轻者可以桔梗配枳壳，重者沉香配灵磁石、人参以纳气归肾；"消"之意是消散其痰，根据痰的性质来决定用药；"开"之意是开其郁闭，肺门开水道通；"导"之意为导饮

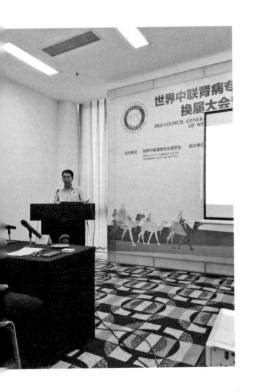

邪从大小便而出。正如古人所云"医必有方，医不执方，明其理，学其法"，方可为上工也。

晚期的肺癌病人多数伴有咯血，一般从寒热来辨证。热证，血色鲜红，口燥咽干，痰黄黏腻，气促，舌红苔薄黄，脉滑细数，这个热大多是虚热，以阴虚为本者，炙甘草汤加味治之；寒证，取黄土汤治疗便血之意来治疗肺寒之咯血。在临床中，余在辨证的基础上常加四味止血散，分别是白及、阿胶、小蓟炭、藕节炭，止血效果佳。

第九节　类风湿性关节炎：
朱良春老授妙术，专治根深又蒂固

　　余认为，类风湿性关节炎病机虽属风、寒、湿三气杂至而成，但不同于一般的风湿痹证。

　　仲景在《金匮要略》中提出乌头汤、桂枝芍药知母汤治疗关节肿痛，旨在告诉我们此病的病情比较复杂，并提出两大治法——温经散寒法与寒热同用法。

　　余30年前曾跟随朱良春老师学习，朱老提出，类风湿性关节炎不仅仅是风、寒、湿的问题，其发病机制乃风、寒、湿入髓入络，形成免疫复合物。单纯的祛风散寒之剂，如桂枝加附子汤、桂枝去桂加白术汤、甘草附子汤等，对此病无济于事。

　　由于此病风、寒、湿邪深入髓腔，根深蒂固，故朱老提出补肾壮督治其本，参出养血祛风、散寒祛湿、化痰通络、虫蚁搜剔等法，特别是重用虫类药物能破瘀散结，非一般草木之品可以比之。朱老还提出治类风湿性关节炎有"三关"：第一关是疼痛关，第二关是肿胀关，第三关是关节变形关。并提出一系列治法，施治于临床取得了很好的疗效。

余师其意，在临床当中常从阴阳来辨类风湿性关节炎，以寒热入手，常用两个方：第一个是乌附麻桂姜辛汤，另一个是木防己汤，并结合丸药——海马丸，取得了一定的临床效果。

【辨证分型】

1. 寒痹

临床表现：关节疼痛，僵直，遇寒则甚，舌淡苔白，脉沉细。

选方：乌附麻辛桂姜汤。

用药：川乌10g，制附片10g，麻黄5g，桂枝10g，干姜5g，细辛5g。

乌附麻辛桂姜汤是成都中医药大学已故名中医戴云波老师在数年临床实践中创制的一个著名方剂，主要用于寒湿入络入髓的痹证。余之理解，此方乃麻、附、细加乌头所得，提示我们治疗此疾应温、

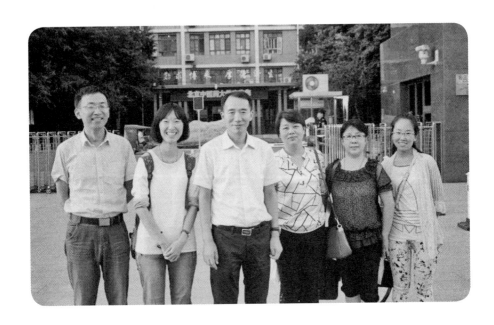

托、开三法并用。邪气入内，内陷于髓腔，首先要开腠理，其次要温托，再次就是辛散，方可祛邪解除痹阻。寒痹的本质在于内外合邪，共同致病，外邪主要是寒邪，内邪最为多见的是痰和瘀。正虚是本，形成虚虚实实之候。附子禀雄壮之体，有斩官夺将之气，能通行十二经，驱逐在里之寒湿，加川乌、草乌大辛大热，就如古人所言"可见天之大宝，只此一丸红日；人之大宝，只此一息真阳"，"离照当空，阴霾四散"之理。

余在临床当中常在此方中加入生地黄、熟地黄、当归、地鳖虫、蜈蚣、蜂房等入络搜剔药。本方在运用中常常需要川乌、草乌同用，故加防风、黑小豆、蜂蜜以达到解毒的疗效。川草乌的剂量从5g开始，逐步加量至30g，即可达到最佳剂量，止痛效果颇佳。

2. 湿热痹

临床表现：关节红肿疼痛，口干口渴，舌红苔厚，脉弦滑有力。

选方：加减木防己汤。

用药：防己15g，桂枝10g，生石膏30g，杏仁12g，滑石15g，通草10g，薏苡仁30g。

加减木防己汤见于《温病条辨》，吴鞠通盛赞此方为痹证之祖方。在类风湿性关节炎疾病发展过程中，特别是早、中期，由于病情缠绵，患者形体比较消瘦，而且遇寒则发，见冷加剧，从证候来看似虚似寒，但患者往往伴有口干口渴、舌苔厚腻、脉弦滑等湿热阻络之候。治疗有清解疏利、通经活络、祛痰化瘀等法，可取明显效果。此方一般与三妙散或四妙散同用，同时常加地龙、南星、僵蚕、松节、鹿角片、山甲珠等化痰通络之品。

在此基础上，关节红肿疼痛较甚的可以重用生石膏达60～100g，苍术、黄柏可用 15～30g，红肿比较明显的可加羚羊角粉冲服（此为学习朱老的方法），肿胀比较明显的可用木防己 10～15g，并加泽兰、泽泻以活血利水消肿。而在慢性期，轻微红肿可选寒水石，朱老认为此药入肾，走血，不仅能解肌肤之热，又能清络中之热。

【验案集粹】

金某，男，28岁。2016 年 5 月 20 初诊。

现病史：四肢小关节反复肿痛 2 年，在多家医院诊断为"类风湿性关节炎"，曾用激素与免疫抑制剂治疗，症情未见明显好转。手指关节肿痛比较明显，晨僵甚，阴天下雨加重，上肢抬举困难，口干口苦，腰酸，大便黏滞不爽，舌苔黄腻，脉弦细滑，两尺弱。

辨证：风湿热互结，夹痰夹虚。

治法：祛风除湿，固守正气。

方药：木防己 15g，桂枝 10g，生石膏 30g，杏仁 12g，滑石 15g，通草 10g，薏苡仁 30g，制附片 10g，炮姜 10g，甘草 6g，泽兰 20g，泽泻 15g，桑枝 30g，松节 10g。10 剂。

以此方加减 45 剂，症情缓解，肿痛消失大半，以海马丸巩固之。半年以后复诊，患者天气变化的时候偶有发作，余无不适。

【临证心得】

根据临床实践以及朱氏经验总结类风湿性关节炎常用的对药如下：

1. 伸筋草与透骨草

两药合用，治肝肾不足，筋骨失养，屈伸不利，肢体麻木，筋骨挛缩，有伸筋透骨之效。透骨草内服外敷止痛效果颇佳。在临床中常用透骨草外敷，主治关节疼痛。具体方法：取新鲜透骨草叶捣烂如泥，外敷患处 1～2 小时，皮肤局部可起水泡，烧灼疼痛，注意患处卫生，不要感染。另外有一配方，常用透骨草30g，伸筋草 30g，川乌 6g，赤芍 9g，红花 9g，艾叶 30g，花椒30g，水煎外洗关节疼痛部位，3 天 1 次，也可取得不错的疗效。

2. 忍冬藤配络石藤

忍冬藤专主络中之热毒，善治热痹肿痛；络石藤通络祛风，善通络中之气滞。

3. 青风藤与海风藤

青风藤通达肢节，镇痛最为明显，且有止痒功效；海风藤善治络中游走性疼痛。

4. 桑枝配松节

桑枝善于通络清热，疏利筋骨，能引诸药达于四肢，为疗四肢疾患之专用药，主要用于湿热痹。松节味苦、性温，具有祛风燥湿、舒筋通络、活血止痛之要效。桑枝配松节，则上下肢疼痛皆可缓解。

5. 威灵仙配延胡索

威灵仙通十二经，其性走窜，祛风通络，善治四肢麻木疼痛。前者宣风通气，后者活血止痛。用治风、寒、湿痹引起的骨痛，皆奏奇功。

6. 全蝎配蜈蚣

全蝎与蜈蚣配伍，主要是能息风、镇痉、止痛、破瘀散结，对解除关节痉挛性疼痛有良效。

7. 青蒿配萆草

青蒿配萆草，常用于关节疼痛引起的发热，具有非常好的清热、退热功效。

8. 穿山龙配徐长卿

二者合用一般可达到祛寒止痛之用。

9. 羚羊角

羚羊角清热平肝祛风，善走经络。《本草求真》载："历节掣痛，而羚羊角能舒之。"特别适用于热痹，有药下肿消之功效。

10. 川乌配附子

川乌、附片皆是大辛大热之品，可逐在里之寒湿。附子温经散寒之力优于川乌，通痹止痛之功弱于川乌。二药合用，其效大增，常用于顽固性寒湿痹证，及肢体冷痛、阴寒内盛之心腹寒痛之证。

11. 川乌配草乌

川乌、草乌均能祛风散寒，逐瘀止痛。但川乌人工种植，性缓毒小，止痛力缓且弱；草乌野生，毒性大，止痛力亦强。二药合用，治诸药不能止之寒湿痹痛尤佳。

12. 川乌配草乌与附子

川乌、草乌、附子三药合用，温经散寒、通络止痛之力颇强，可治剧烈冷痛，但因辛热燥烈有毒，须配生甘草缓之，兼可解毒。

13. 千年健配追地风

千年健与追地风均可治疗风湿痹痛。千年健能强筋健骨，追地风能活血祛风，合用治下肢无力、自觉冒风、疼痛怕冷不肿者。

14. 鹿角胶配龟甲

鹿角胶、龟甲均为血肉有情之品，皆可补益阴阳、填精补血。但前者善补肾助阳，通达督脉；后者善补肾阴，通调任脉。合用补阴助阳，功效显著。

其他如土茯苓配白鲜皮，清热除湿，降低血沉；穿山甲配皂刺，消肿散结，缓解关节僵直；茯苓皮配萆薢，清热利湿，消关节肿胀等皆是。

"海马丸"系余经验方，在治疗类风湿性关节炎疾病中不光要用汤药来荡之，亦可用丸药缓图之。许叔微的麝香丸治疗白虎历节，诸风疼痛，游走无定，状如虫啮，昼静夜剧，及一切手足疼痛，朱老甚赞之。余在临床应用中进行了一定的改良，重用海马以补肾壮阳祛寒治其本，结合全蝎、穿山甲、乌蛇、蜈蚣、地龙、麝香、牛膝，命名为"海马丸"，结合汤药使用可取得良效。

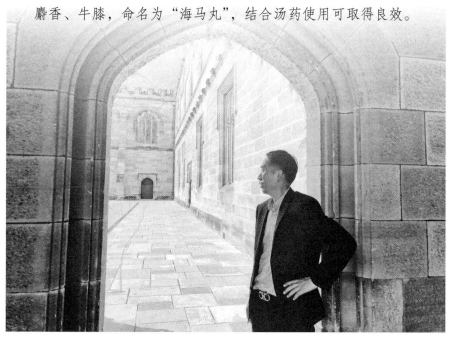

第十节　淋证：
参悟古籍疗效佳，急治其标缓治本

> 　　对于淋证，余之经验，实证从少阳入手，虚证从太阴入手，取效甚捷。余临证以来治疗多例急慢性淋证，颇感应手。

　　经典所述，如《金匮要略》载："淋之为病，小便如粟状，小腹弦急，痛引脐中。"又如《诸病源候论》载："诸淋者，由肾虚而膀胱热故也。"

【辨证分型】

1. 急性淋证从少阳求之

　　淋证常规治法——膀胱湿热者，八正散主之，有效有不效。1990年，余跟随朱良春老师学习，治疗淋证，朱老擅用生地榆、生槐角、大青叶、白槿花。临床观察疗效不错。后研究经方发现，小柴胡汤治疗淋证效果颇佳。

　　《伤寒论》230条："阳明病，胁下硬满，不大便而呕，舌上白苔者，可与小柴胡汤。上焦得通，津液得下，胃气因和，身濈然汗出而解也。"余之理解，小柴胡汤主要通利三焦，可调气道、水道、谷道。

淋证之痛与尿道管痉挛有关，病急宜治其标，疏其肝，气机得通，其痛自减。

根据实则少阳、虚则厥阴之理，对于慢性复发性淋证，从厥阴论治，以乌梅丸加味，可取佳效。

2. 慢性淋证从太阴论治

慢性淋证表现为小便频数，时有尿道不适，老年人非常多见。伴见口淡不渴，舌淡苔白，脉象沉缓。郑钦安《医学阐释》载："脾寒则脾不为胃行津液，故水道不利之理。投以附子理中汤加茴香、肉桂、益智仁。"故余认为慢性淋证可从太阴脾寒着手。

余参悟古籍《太平惠民和剂局方》，发现书中记载五淋散用于治疗淋证。其方药组成：当归 10g，赤芍 10g，茯苓 10g，栀子 3g，生甘草 6g。余在上述辨证基础上常合用本方治疗淋证，疗效颇佳。

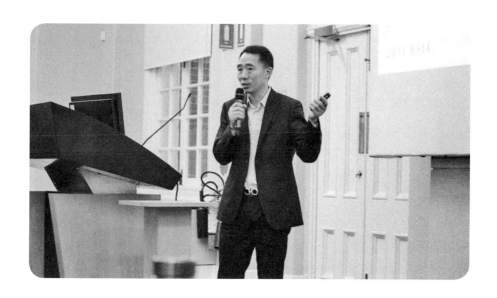

【验案集粹】

案 1　张某，女，39 岁。2017 年 2 月 5 日初诊。

现病史：反复尿路感染 5 年，加重 1 个月，求治于中医。患者每日下午排尿灼热感明显，口干口苦，月经色暗量少，痛经，手足冷，舌胖大有齿印，脉弦细滑。

辨证：少阳合并少阴。

治法：和解少阳，温通少阴。

方药：龙胆泻肝汤合四逆汤加减。龙胆草 3g，栀子 3g，黄芩 9g，柴胡 10g，生地黄 10g，车前草 10g，附子 5g，炮姜 10g，甘草 6g，当归 6g，海金沙 10g，土牛膝 9g。7 剂。

二诊：药后灼热感消失，无口苦，仍口干，继续以上方巩固治疗。

三诊：近日病情比较平稳，因食西瓜又出现腹泻，口干，睡眠浅，舌淡胖苔白，脉左关弱。

方药：乌梅丸加味。乌梅 10g，细辛 3g，肉桂 3g，黄连 6g，黄柏 6g，当归 10g，党参 10g，黄附片 7g，干姜 3g，龙骨 30g，牡蛎 30g，酸枣仁 20g，延胡索 10g，甘草 10g。10 剂。

药后睡眠佳，尿道刺激症状消失，无其他不适。

案 2　周某，女，25 岁。2017 年 3 月 12 日初诊。

现病史：有血淋病史 2 年，加重 1 周，医院 B 超检查无异常。小便量少，时有鲜红血，溺时作痛，口干口苦，舌红，苔白，脉细数。

辨证：阴虚夹湿。

治法：育阴利湿，转枢气机。

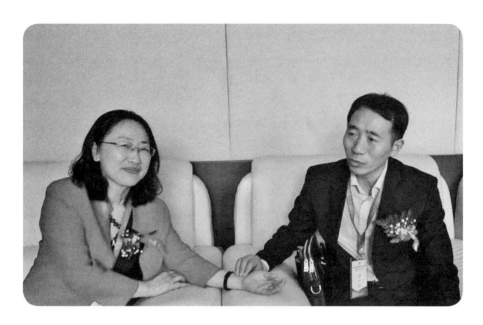

方药：小柴胡汤合猪苓汤加减。柴胡 10g，黄芩 9g，猪苓 10g，茯苓 10g，阿胶 10g，白茅根 30g，琥珀 5g，麦冬 10g，地榆炭 20g，炒栀子 3g，连翘 10g，甘草 3g。7 剂。

二诊：药后出血已止，无疼痛，无口干口苦。

继以上方去柴胡、黄芩，加桑寄生 10g、车前草 15g，巩固治疗。

【临证心得】

余在淋证治疗中总结出对药以针对症状有的放矢，可取良效。

1. 川牛膝配乳香，名为通茎散，二药配伍能通淋止痛，适用于淋证疼痛者。

2. 马鞭草配皂刺，二药配伍主要用于淋证滴白者。

3. 海金沙配土牛膝，二药配伍主要解毒通淋，适用于淋证白细胞满布。

第十一节 膀胱癌:
基本三方疗效佳，涵盖全程早中晚

> 从膀胱癌的临床症状来看，常常表现腰痛、少腹急结、小便不利或不通，其病机为膀胱蓄水或蓄血，水湿不化，日久化热，血行瘀阻与湿热蕴结，导致气机不利，瘀积成毒，则成此病。

《伤寒论》曰:"太阳病不解，热结膀胱，其人如狂，血自下，下者愈。其外不解者，尚未可攻，当先解其外;外解已，但少腹急结者，乃可攻之，宜桃核承气汤。"《金匮要略》曰:"上燥下寒水停，小便不利者，有水气，其人若渴，瓜蒌瞿麦丸主之。"《伤寒论》又曰:"若脉浮，发热，渴欲饮水，小便不利者，猪苓汤主之。阳明病，汗出多而渴者，不可与猪苓汤。以汗多胃中燥，猪苓汤复利其小便故也。少阴病，下利六七日，咳而呕渴，心烦不得眠者，猪苓汤主之。"以上三个方基本涵盖膀胱癌早、中、晚期的治疗。

【辨证分型】

1. 早期

膀胱癌的早期表现主要是尿血。一般的治疗方法难以取效。余之思考，尿血从小便而出，属离经之血，根据瘀血不去，新血不生的原则，祛瘀生新是治疗尿血的大法。所以在临床中，余总结加味桃核承气汤治疗膀胱癌早期的出血疗效甚佳。

方药：大黄 9g，芒硝 9g，桃仁 9g，桂枝 6g，当归 9g，车前子 12g，五灵脂 9g，海金沙 15g，水牛角 6g，甘草 6g。

出血甚者，重用仙鹤草 100g，大蓟、小蓟各 30g。

2. 中期

膀胱癌的中期出现阴虚夹杂湿热者，首选猪苓汤滋阴清热。《血证论》云："肾者水脏，化生元气 ……阴虚不能化水，则小便不利，阳虚不能化水，小便亦不利也。"肾阴虚、肾阳虚皆可导致小便不利。《血证论》又云："血病而不离乎水，水病而不离乎血。"津血同源互化，津液与阴血之间代谢异常是猪苓汤证产生的重要机制。故选用猪苓汤有佳效。

方药：猪苓 15g，茯苓 60g，滑石 15g，阿胶 15g，泽泻 10g，白茅根 100g，鸡内金 30g，海金沙 15g，穿山甲 10g，蚤休 15g，半枝莲 15g，马鞭草 30g，皂刺 15g，天龙 10g。

3. 后期

膀胱癌后期出现以肾阳虚为主的上燥下寒证，可见口渴、饮水不止、腹中痛、腹中拘急、腰酸、怕冷、小便少。此时尤适合瓜蒌瞿麦丸，此方能化气、行水、润燥，寒润辛温同用，温而不燥，清而不寒，滋而不腻，三焦并调，阴阳同补，特别适用于脾肾久虚而导致的气化升降失常，气化无权，三焦决渎失职。其中，天花粉在此方中占有非常重要的地位，天花粉在我的用药经验集中有详细的介绍，但是在这里需要强调的一点，在《本经逢原》有记载："瓜蒌根，善治痈痈，解毒排脓，化瘀散结。"对多种肿瘤，如绒毛膜上皮癌、恶性葡萄胎、肺癌、鼻咽癌等有很好的疗效。

瞿麦味苦，性寒，有清热、利尿、破血通经之效。本品苦寒沉降，导热利水，宜于尿道热痛或见尿血之热重于湿者，且能破血堕胎。适用于多种肿瘤，如膀胱癌、胃癌、食管癌、子宫癌及直肠癌等。

方药：天花粉30g，茯苓60g，山药60g，瞿麦30g，附子10g，海金沙15g，鳖甲30g，牡蛎100g，海藻30g，牡丹皮10g，薏苡仁30g，土茯苓30g，天龙10g。

瓜蒌瞿麦丸除治疗膀胱癌以外，还治疗消渴、水肿，证属上燥下寒用此方皆有良效。

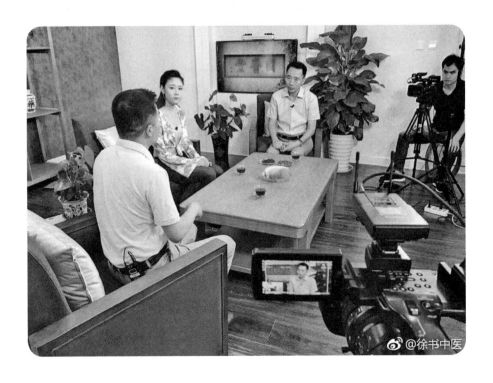

【验案集粹】

案 1 杨某，男，50 岁。2014 年 6 月 20 日初诊。

现病史：糖尿病病史 2 年有余，近 1 个月来出现口渴欲饮，饮水不解，小便频数而长，脸色暗紫，腰酸，舌淡嫩苔白，脉沉弱。

辨证：上燥下寒。

治法：滋上温下，以复气化。

方药：制附子 20g，茯苓 30g，山药 30g，天花粉 30g，肉桂 6g，益智仁 12g，桑螵蛸 15g，菟丝子 10g，五味子 10g。15 剂。

连服半月，病情大减，继续以原方巩固治疗。

案 2 黄某，男，54 岁。2015 年 4 月 21 日初诊。

现病史：膀胱癌术后 5 年，盆腔复发淋巴结肿大，口干，小便多，舌苔白腻，脉细弦紧两尺弱。

辨证：上燥下寒。

治法：滋上温下，化瘀通经。

方药：三七 10g，牡蛎 100g，龙骨 30g，全蝎 10g，乌梢蛇 30g，附子 10g，天花粉 30g，半枝莲 30g，茯苓 30g，山药 60g，甘草 6g，瞿麦 30g。10 剂。

二诊：以上方加减连续服用 2 个月余，经无锡第一人民医院再次检查，腹膜后淋巴结明显缩小。患者病情稳定，无其他不适。

案 3 王某，男，82 岁。2015 年 9 月 28 初诊。

现病史：尿血 1 月有余，医院诊断为膀胱肿瘤，医院建议手术治疗，患者拒绝后求治余。刻诊：血尿，尿急，尿痛，口干，舌红少苔，脉细数。

辨证：阴虚夹湿。

治法：和阴利湿，少佐清热。

方药：猪苓15g，茯苓60g，滑石15g，阿胶15g，泽泻10g，白茅根100g，鸡内金30g，海金沙15g，穿山甲10g，蚤休15g，半枝莲15g，马鞭草30g，皂刺15g，天龙10g，西洋参15g。新鲜大、小蓟各100g，榨汁，单独饮用。20剂。

此方加减连续服用半年后，患者无血尿，无尿急、尿痛等症，可惜未能按照医嘱去医院复查。

【临证心得】

《素问·灵兰秘典论》云："膀胱者，州都之官，津液藏焉，气化则能出矣。"膀胱只是一个器官，小便的正常排泄主要靠气化。《诸病源候论》云："诸淋者，由肾虚而膀胱热故也。"从这句话当中，我们可以读出两层含义：其一，本是肾虚；其二，膀胱有热。体内水液代谢依赖于肺、脾、肾的功能正常。肾气为气化之根，气化的动力在于精、津、液的化生。膀胱为津液之腑，五脏的功能正常，膀胱气化功能通调，则水津四布，三焦水道畅通无阻。在肺，与寒关系比较密切，可用小青龙汤来温化寒饮，特别是干姜、细辛、五味子，一开一收，可以调节膀胱，让其松紧有度。在脾，与气机升降有关，升清则能降浊，可用补中益气汤开中焦通路。在肾，与肾精有关，可用瓜蒌瞿麦丸来清上温下，蒸腾气化。

膀胱属于六腑之一，膀胱癌主要以出血为主，我认为以阴虚夹湿多见，常用处方以猪苓汤为主方，加鲜白茅根、鲜大小蓟、血余炭、牛膝、山慈菇、蒲黄、五灵脂、生地榆。对于瘀血的患者，常以加味桃核承气汤开太阳膀胱，化瘀血，同时配合丸药，丸药以麝香、三七、乳香、没药、血竭为主。综合应用，效果不错。特别强调鲜白茅根、鲜大小蓟经常用。曾治疗两例，先以猪苓汤为主治疗，后期继之以鲜白茅根、鲜大小蓟一直服用，每天能喝多少喝多少，控制效果佳。其中还有血竭这味药，专门除血痛，善祛瘀生新，为和血之圣品，能治内伤血聚，金疮，能够止痛生肌。血竭止血、止痛，在膀胱癌的治疗中不容忽视。鸡眼草性凉，味苦，是清热解毒药，《中医药实验研究》中载其"治妇人白带，湿热黄疸，暑泻，肠风便血，红白痢疾"，《贵州民间药物》载其"止血，治腹痛"。这味药在膀胱癌的急性发作期，特别是血尿出血比较明显的，可用单味药 50 ～ 100g 煎水服，止血效果显著。但是用于其他的肿瘤出血效果不佳，特记录在此。

膀胱癌转移常以瓜蒌瞿麦丸加味可以控制病情发展，有的患者能彻底治愈。余在辨证的基础上，根据患者的具体情况灵活选用下列两组药，可达到消瘤化结之功：①麝香，牛黄，山慈菇，三七，乳香，血余炭；②水蛭，地龙，地鳖虫，全虫，蜈蚣。

第十二节 膝关节积液：
三方来辨寒热虚，结合专药效堪夸

　　膝关节积液因其疗程长、疗效差、易于复发，中西医治疗均感棘手。余从寒、热、虚三方面来辨之，结合专病专药取得明显疗效。

【辨证分型】

1. 寒痹

临床表现：膝关节疼痛屈伸不利，得温则舒，得寒则甚，口不干，舌苔白腻，脉弦紧。

选方：阳和汤。

2. 热痹

临床表现：膝关节疼痛肿胀，严重者红肿热痛，口干口渴，大便黏滞不爽，舌苔黄腻，脉弦滑。

选方：木防己汤加味。

3. 虚痹

临床表现：膝关节疼痛屈伸不利，活动后加重，乏力，腰酸，舌苔白腻，脉沉细。

选方：桂枝汤加茯苓白术附子。

【验案集粹】

强某，男，58岁。2016年7月22日初诊。

现病史：右膝关节肿痛2月，在无锡某医院诊断半月板损伤，膝关节积液。刻诊：晨起口干口苦，舌胖大齿印苔白腻，脉沉弦尺弱。

辨证：少阴少阳合病。

治法：育阴利水，温肾壮督。

方药：龙胆草20g，猪苓20g，泽泻20g，泽兰15g，麻黄5g，白芥子10g，炮姜10g，肉桂5g，鹿角片10g，茯苓10g，熟地黄60g。10剂。单包白芷250g打粉后，放入微波炉蒸热外敷。

二诊：膝关节肿痛明显好转，仍口苦，舌苔渐退，上方加柴胡、牡蛎：柴胡10g，牡蛎30g，龙胆草20g，猪苓20g，泽泻20g，泽兰15g，麻黄5g，白芥子10g，炮姜10g，肉桂5g，鹿角片10g，茯苓10g，熟地黄60g。10剂。

三诊：膝关节轻微疼痛，活动欠利，继以上方巩固治疗。

按：膝关节积水阳虚为本，湿热为标，此例以阳和汤固本，佐以龙胆草治标，故取效。

【临证心得】

余之体会，膝关节积液不同于一般的水肿，余看作是痰饮留滞于关节，郁而化热，既往之常法，用三妙散、四妙散效果皆差。后通过观察发现，很多膝关节积液患者皆口干口苦，龙胆草乃口苦之要药，乃在辨证方基础上找到专病专药，即龙胆草。《本草新编》载：龙胆草专利水消湿。《神农本草经》载：龙胆草主骨间寒热。近日治疗一位患膝关节积液 5 年的患者，发作时去医院抽液与激素封闭，今年再次发作，医院拒之，只有求治于中医。见其口干口苦，苔黄腻，局部见红肿，予以木防己汤，重用龙胆草30g，外敷白芷粉。1 周后疼痛若失，继以阳和汤巩固之。

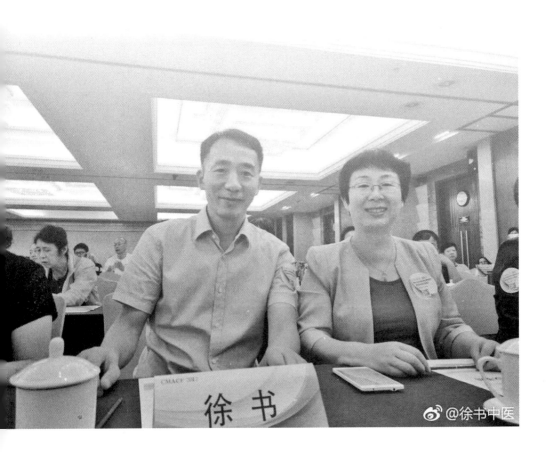

第十三节 · 慢性非特异性溃疡性结肠炎：
调畅气机厥阴入，柳暗花明又一村

慢性非特异性溃疡性结肠炎也称溃疡性结肠炎，主要症状有腹痛、腹泻伴里急后重、黏液脓血便或水样便。其病程漫长，病情常反复发作，一般方法难以取效。余从厥阴入手，以厥阴虚寒、厥阴之热、厥阴寒热错杂来辨证分型，取得很好疗效。

厥阴病是伤寒六经的最后阶段，是以气血阴阳衰竭为主要病机，以厥、热、下利为主要表现。关于下利，三阴皆可见到，太阴以腹满下利为主；少阴以自利清水，下利清谷，便脓血为主；厥阴以小腹满，按之痛，内拘急，便血至热利下重为主要临床表现，与非特异性溃疡性结肠炎症状极其相似。

厥阴下利可分为三种，即寒、热与寒热错杂。

如当归四逆汤、四逆汤治疗寒利。《伤寒论》351条："手足厥寒，脉细欲绝者，当归四逆汤主之。"《伤寒论》227条："自利不渴者，属太阴，以其脏有寒故也，当温之，宜服四逆辈。"《伤寒论》228条："脉浮而迟，表热里寒，下利清谷者，四逆汤主之。"

白头翁汤治疗热利。《伤寒论》373条："下利，欲饮水者，以有热故也，白头翁汤主之。""热利下重者，白头翁汤主之。"

麻黄升麻汤、乌梅丸治疗寒热错杂之利。《伤寒论》357 条："伤寒六七日，大下后，寸脉沉而迟，手足厥逆，下部脉不至，喉咽不利，唾脓血，泄利不止者，为难治。麻黄升麻汤主之。"《伤寒论》338 条："伤寒，脉微而厥，至七八日，肤冷，其人躁，无暂安时者，此为脏厥，非蛔厥也。蛔厥者，其人当吐蛔。今病者静，而复时烦者，此为脏寒。蛔上入其膈，故烦，须臾复止，得食而呕又烦者，蛔闻食臭出。其人常自吐蛔。蛔厥者，乌梅丸主之。又主久利。"

所以，在临床中治疗非特异性溃疡性结肠炎皆从这三方面入手，可达到柳暗花明又一村的境界。

【辨证分型】

1. 寒证

临床表现：下利稀薄，带有白冻。腹部隐隐作痛，口淡不渴，食少神疲，畏寒，舌淡，苔薄，脉沉细而弱。

选方：治以当归四逆汤加味。

2. 热证

临床表现：身热，下利臭秽，便脓血，肛门灼热，口干口渴，舌苔黄腻，脉弦滑。

选方：治以白头翁汤加味。

3. 寒热错杂

临床表现：上热下寒，口干口苦，烦渴，纳呆，四肢不温，腹痛，喜温喜按，舌质暗淡，苔白或黄腻，脉弦细。

选方：乌梅丸加味。

【验案集粹】

王某，男，26岁。2016年9月9日初诊。

现病史：溃疡性结肠炎2年半，口服美沙拉嗪1年，无明显效果。刻诊：脓血便，一天四五次，面色黄白，痤疮满布，口不干，腰酸，舌胖大，脉左关弱。

辨证：厥阴寒热错杂证。

治法：温肝阳，散肝寒，清湿热。

方药：乌梅丸加味。生地榆20g，金银花10g，白头翁10g，乌梅10g，黄连3g，黄柏6g，干姜3g，肉桂3g，细辛3g，附子5g，人参10g，当归10g，甘草10g，赤石脂30g，侧柏炭10g，仙鹤草30g。14剂。

二诊：药后效果不显，大便每日5次，出血鲜红，面色萎黄，口不干，腹部怕冷，手足冷，舌淡苔薄腻，脉弦细。

辨证：厥阴虚寒，寒热错杂。

治法：温暖肝肾，引火归原。

方药：当归四逆汤加味。当归10g，桂枝10g，白芍10g，细辛7g，地

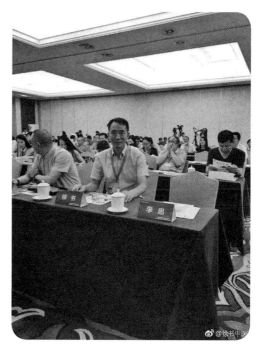

@徐书中医

锦草15g，阿胶10g，附子7g，肉桂5g，诃子15g，甘草7g，生姜10g，红枣10g，侧柏炭10g，仙鹤草30g，桔梗10g，生地榆20g。14剂。

三诊：大便形态正常，带些许血丝。一日三四次，口不干，舌暗胖有齿痕，苔薄腻，脉沉弱。

以上方加减治疗至2017年3月，诸症消失。

【临证心得】

直肠段近肛门处病变一般是厥阴热证实证，结肠段的病变一般为厥阴虚寒证。结肠再往上大多表现寒热错杂，而接近小肠段大多表现热证。溃疡性结肠炎无论在活动期，还是在静止期，均有大肠气机不畅，气血阻滞之病机存在，所以调畅气机是溃疡性结肠炎一个重要的治法。调畅气机从厥阴入手，根据热、寒、寒热错杂，分别选用白头翁汤、当归四逆汤、麻黄升麻汤或乌梅丸针对性补肝阳、养肝血、清肝热。目的在于气机调畅，湿热、寒湿、浊邪自散。

此例患者从证候来看属于当归四逆汤证。当归四逆汤是治疗手足厥冷，厥阴虚寒之证。寒主收引凝滞，寒气凝结，此方可升可降，可收可散，且能破冰解冻。在使用本方时，舌苔垢腻加猪苓、茯苓、山药、白术；泄泻重加诃子、肉桂；内有久寒的加吴茱萸、附子。

在临床中使用白头翁汤时，抓住血痢以腹痛，下痢脓血，赤多白少，舌红苔黄，脉弦数为辨证要点。其中白头翁味苦、气温、无毒，其性可升可降。陈士铎云："能化大肠之毒，能逐瘀积而留津液，能破癥瘕积聚，愈金疮。"其用量是取效之关键，一般15～30g，肠癌患者可用60～90g。

仲景在厥阴篇条文中明确指出，乌梅丸治久痢。在非特异性结肠炎治疗中，这一类病人除下痢以外，往往伴有失眠、头晕等神经系统的病变，故在使用本方时，常常加用赤石脂30～50g，龙骨、牡蛎、生地榆各30g。

麻黄升麻汤治疗泄泻不止，历代医家对本条理解各不相同。仁者见仁，智者见智，关键是对本条脉诊的理解，"寸脉沉而迟，下部脉不至"，余之理解，病邪陷入厥阴，由于大下后伤及阴液而导致寸脉虚滞而沉迟，土陷木郁，下焦之气不能正常生发，故出现脉不至候。

但余根据"厥阴不治，求治于阳明"之理来分析，按麻黄、升麻为太阴、阳明之药，桂枝、白芍有调和营卫的作用，加以当归分量与主药升麻同量，更能发挥其补益肝脾的功效。茯苓、白术、干姜、炙甘草温中健脾而止泻，厥阴之上，风气治之，中见少阳，胆火上逆而侮肺金，故"咽喉不利，唾脓血"，以知母、黄芩、石膏之寒清其热。在慢性非特异性结肠炎诊治过程中，特别是经过西医免疫抑制剂治疗以后，患者常常会出现咽喉干痛、腹胀、便下脓血、舌苔厚腻、寸关脉沉尺脉弱，此类患者可使用麻黄升麻汤合薏苡附子败酱散来治疗，可取得良效。

治疗慢性肠炎常用对药：

1. 补骨脂配骨碎补

二者合用，善治慢性腹泻，为治疗骨质增生的特效药。《本草纲目》云：骨碎补能治疗久泻，久痢。补骨脂补火助阳，温脾止泻。

2. 仙鹤草配桔梗

仙鹤草，止血，止泻，活血，为强壮药，对邪实无恋邪助热之力，对久病体虚可以补虚止泻，用量在 30～80g，补气之力大于黄芪。桔梗排脓。

3. 黄连配干姜

二者寒热并用，根据寒热来决定用量。

4. 白槿花配地榆

白槿花，清热解毒，活血排脓，治疗里急后重。地榆，清热解毒，收敛攻瘀。

5. 肉桂配赤石脂

肉桂与赤石脂属于"十八反"，余在临床中取其相反相激，能达到温里散寒、涩肠止泻之功。余不仅在非特异性结肠炎中使用，对于肠癌术后的治疗，也常取此两味药配伍，取得很好良效。

有几句话可供参考：六腑以通为用，以通就是补；暴注急迫，皆属于热；脾主升，胃主降，升清降浊，气机调畅，天下无病；血止则便脓自愈，调气则后重自除。

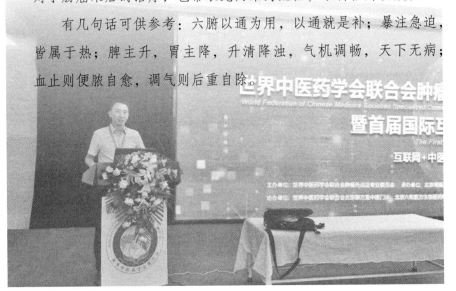

第十四节 复发性口腔溃疡：
半夏泻心需突破，开阔视野阴阳求

> 余认为，口疮的基本病机为上焦实火熏蒸，下焦阴火上炎，中焦虚寒或脾虚湿困。

余经多年临床发现，此病新发者多热，病情日久者多寒。来门诊诊治的患者，多为慢性、反复发作的患者，火是存在的，但主要是以寒热错杂，或见局部的火、全身的寒引起。一般慢性疾病属于寒证的非常多，热好清，寒难化。现代中医治疗复发性口腔溃疡皆以半夏泻心汤入手，但只能解决一部分问题，所以治疗疑难性疾病还需要开阔视野，在阴阳中求之。

余之辨证经验从以下四方面入手：

（1）辨清虚火、实火。

（2）注意局部溃疡面的情况，舌前部从心论治，舌中部从脾论治，舌根部从肾论治。

（3）以脉定证，以证定方。

（4）辨证脏腑重在心、脾、肾。

【辨证分型】

1. 从心辨治

此类患者大多系慢性病变由于疲劳、饮食等因素造成急性发作，表现溃疡部位疼痛难忍，溃疡病位一般在舌前部，伴有口干口渴，或大便干结，舌苔黄腻，脉濡滑，多以甘草泻心汤治疗。一般加用生石膏、生地黄、人中白、石斛、琥珀。

余在临床治疗多例，体会颇深，有时辨证准确但疗效并不理想，其中之技巧在于药量的把握。临床应用甘草泻心汤时，甘草用量必须在 15～30g，这样止痛效果快，并促进溃疡面缩小。考甘草，《本草从新》中说道："入和剂则补益，入汗剂则解肌，入凉剂则泻邪热，入峻剂则缓正气。"其中特别强调补脾胃之不足而泻心火，能生肌止痛。但甘草味甜能令人满，故使用本方时可加大半夏的用量，可用 15～30g，配合干姜 5～10g 对抗甘草的致满作用的同时可增强疗效。

2. 从脾辨治

此类患者口腔溃疡反复发作，同时伴有腹胀，腹泻，舌苔淡。此类溃疡一般在舌两边，证属脾胃虚寒，阴火上冲。以补土伏火法，方用理中汤，其中以炮姜代干姜。

3. 从肾辨治

此类患者口腔溃疡从急性转慢性，仍然疼痛，疮色暗红，同时伴腰酸，无精神，乏力。此类溃疡一般在舌头根部，且舌头往往淡胖，脉两尺沉弱或弦紧。治以填精化气法，重用熟地黄以引火归原，以引火汤合封髓丹加味。

【验案集粹】

案 1　张某，男，49 岁。2016 年 6 月 23 日初诊。

现病史：复发性口腔溃疡 8 年，加重 1 个月。刻诊：舌中部烧灼样刺痛，腰酸，口不干，二便正常，舌胖大边齿印，脉关尺虚浮。

辨证：肾精亏虚，虚火不藏。

治法：填补肾精，温潜虚阳。

方药：引火汤加味。熟地黄 60g，天冬 10g，麦冬 10g，菟丝子 10g，枸杞子 10g，巴戟天 10g，肉桂 3g，砂仁 10g，龟甲 10g，黄柏 6g，附子 10g，炮姜 10g，甘草 20g，茯苓 30g，泽泻 10g，人中

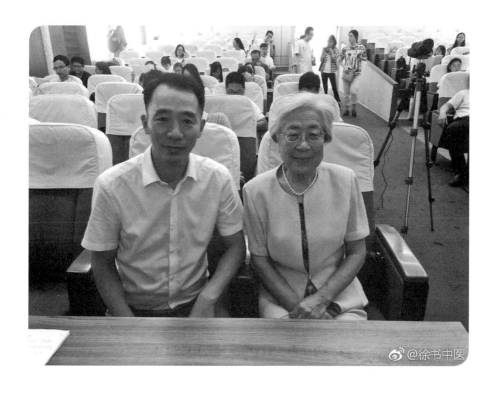

白10g。14剂。

二诊：药后疼痛消失。

上方去人中白、茯苓、泽泻。继续巩固治疗。

按：口腔溃疡病位在心，根在肾，故常用引火汤。其作用有二，其一可引虚火归于宅，其二通过填精，精化气，水火既济，口疮自愈。

案 2 李某，男，62岁。2016年12月11日初诊。

现病史：反复口腔溃疡2年，加重1周，以舌尖疼痛为甚，胸闷不适，双下肢皮肤瘙痒，口干口渴，大便不调，舌苔白腻，脉右关弦滑。

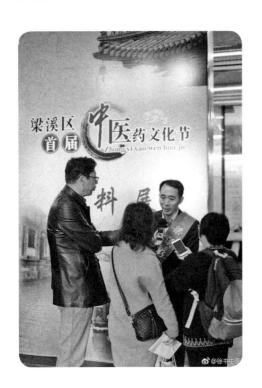

辨证：中焦寒热错杂。

治法：调其寒热，以平为期。

方药：半夏泻心汤加味。半夏12g，黄芩9g，黄连6g，干姜3g，党参10g，甘草20g，人中白10g，石斛10g，琥珀5g，泽泻10g，生石膏30g，生地黄15g。7剂。

二诊：药后疼痛好转。口不干，大便调，舌苔渐化。

上方改甘草10g，加蜂房10g，去泽泻、生石膏、生地黄。继服上方 14 剂巩固治疗。

【临证心得】

口腔溃疡在急性发作期，特别是疼痛明显，此时病位在心，可选用甘草泻心汤加生石膏清阳明之热，生地黄清少阴之火。

另外，余总结出几种治疗口疮的专病专药，供同道参考。

1. 人中白

人中白清热、降火、消瘀，可用于口舌生疮、喉痹、牙疳，尤其对口腔溃疡效果佳，为治疗口舌生疮之要药。

2. 露蜂房

《本草纲目》曰："露蜂房，阳明药也。外科牙科及他病用之者，亦皆取其以毒攻毒、兼杀虫之功耳。"余之经验，此药不仅用于痈、疖，亦可用于急性淋巴腺炎、乳腺炎、皮下肿疡、牙龈炎等。对皮肤黏膜的修复有显著疗效。西医研究也证实本药对溃疡有明显的对抗作用，并促进组织再生修复，能温补肾阳，特别对中焦虚寒引起的口腔溃疡疗效颇佳，此溃疡一般以舌两边为多见。

3. 五倍子

关于五倍子，《本草纲目》载："敛肺降火，化痰饮，止咳嗽、消渴、盗汗、呕吐、失血、久痢……治眼赤湿烂，消肿毒、喉痹，敛溃疮金疮，收脱肛子肠坠下。"又："其味酸咸，能敛肺止血，化痰止渴收汗；其气寒，能散热毒疮肿；其性收，能除泻痢湿烂。"在复发性口腔溃疡辨证中，凡是舌边尖的溃疡一般加用五倍子。

第十五节 肝硬化腹水：
局部有热全身寒，当归四逆汤打底

> 肝硬化腹水，余之经验，其病机为正虚是病之本，腹水是病之标。肝失疏泄，脾土不能制水，肾失开阖，三焦决渎无权，水液内聚成鼓，肝、脾、肾三脏俱病。余从经方入手，从太少两感、厥阴虚寒、太阴少阴合病三方面来辨治，取效甚捷。

《金匮要略》云："见肝之病，知肝传脾，当先实脾。"肝病，则脾首当其冲，脾为制水之脏，脾阳伤，不能为胃行其津液，致使痰饮结聚，饮食精华无从上归于肺，下输膀胱，浊气在下则化而为湿，湿郁过久郁而化热，湿热相搏而致腹胀，况且大腹为三阴之地，脾不传输，水湿必弥漫于腹，而成腹水。

《金匮要略》又云："脾能伤肾，肾气微弱，则水不行；水不行，则心火气盛，则伤肺。"脾病则肾病，水湿下渗，则伤肾，肾失开阖，三焦决渎无权。所以腹水的形成往往是脾肾同病，严重者心肺受累，诱发心衰、肝衰、肾衰。

从临床症状来看，本病以腹胀为主要表现，多伴有纳差、乏力、腰酸、怕冷、水肿等症状。对于腹水的治疗，病位在肝、肝脾、脾肾，辨证主要从太少两感、厥阴虚寒、太阴少阴合病三方面来辨治。

【辨证分型】

1. 太少两感

本型可表现为气滞夹湿，以及湿阻热郁，以气滞为多见，症状特点为腹胁胀满疼痛，食后腹胀更甚，嗳气不舒，伴血瘀证者可见面色黧黑，头颈部可见蜘蛛痣，舌质紫暗。传统中医从肝论治，以逍遥散为主方。此时的治疗非常关键，如果能解决气滞的问题，就可以防止脾伤与腹水的发生。余在临床中体会，治疗这一类病人，从气滞入手，效果不佳，因其病机主要是水寒、木郁而致，故以麻黄附子细辛汤作为散寒解郁之方。适当加入香附、郁金来解郁，当归、白芍来和血。根据水湿的情况，可以合用当归芍药散。

2. 厥阴虚寒

本型以肝阳虚衰，脾土大伤，运化失职，清浊相混，隧道壅塞为主要病机。以肝脾同治，治疗以当归四逆汤来温阳化水，振奋脾阳，重用白术100g以培土制水，适当加入半枝莲、半边莲、水红花子、陈葫芦瓢，寒热同调，可达到温肝培土、制水之效。当患者出现外感症状的时候，余常用麻黄连翘赤小豆汤合防己黄芪汤加味，主要以宣肺、补脾、开塞为大法。

方药：荆芥15g，麻黄6g，连翘24g，赤小豆40g，防风12g，桔梗10g，山豆根10g，甘草3g，薄荷8g，防己18g，生黄芪50g，莪术20g，红花10g，茜草15g，柴胡10g，通草10g，炮姜6g，佩兰10g，金钱草20g，茵陈20g，枳壳24g，制商陆9g，狼毒2g，升麻24g，苍术20g，白术20g，大蒜250g。两天服用1剂药。

3. 太阴少阴合病

太阴少阴合病表现为腹部胀大，面色㿠白，乏力倦怠，形寒肢冷，脐突，下肢水肿，舌苔白腻，脉细无力，方用真武汤合理中汤加味。若出现少阴肾精亏虚，虚阳上浮，则表现为腹部胀满，口燥咽干，鼻衄齿衄，手足心热，时有低热，舌质红，苔少，脉细数，这种类型的水肿最为难调。其根源在于肾精亏虚，虚火上冲，方用引火汤加味，以填精化气法可奏捷效。

【验案集粹】

高某，女，54岁。2013年5月19日初诊。

现病史：患者有慢性肝炎20年，肝硬化6年，一直以西医治疗，疗效差。近1年来，腹胀明显，大便稀溏，乏力，腰酸，曾求治于其他中医治疗，疗效不显。面色黝黑，巩膜无黄染，精神萎靡，手足逆冷，腹胀如鼓，下肢轻水肿，大便溏稀，口干，食欲差，小便少，舌淡胖苔白，脉两关弦细滑，沉取无力，两尺弱。

辨证：厥阴虚寒。

治法：温肝散寒，破阴利水。

方药：当归四逆汤加味。当归10g，桂枝10g，白芍10g，细辛3g，通草10g，三七10g，半枝莲10g，半边莲20g，鸡屎藤30g，制附子10g，白术100g，红参10g，五灵脂10g，甘草5g，郁金40g，木香10g，砂仁10g，茯苓30g。同时加服蝼蛄散。10剂。

二诊：腹胀减轻，下肢水肿消失，小便增多，食欲佳。继用上方治疗，根据病情加入黄芪、大腹皮、泽兰、三棱、莪术、车前子。至8月20日复查，腹水基本消失，以醋制胶囊巩固治疗。后追踪观察3

年，无复发。

按： 古有肿者多寒、胀者多热之说。余临床体会，肝硬化腹水中以局部的热、全身的寒居多。这些患者面色晦暗，手足逆冷，故选用当归四逆汤做底，根据患者局部热的情况，重者可配黄芩、黄连，轻者以半枝莲、半边莲。寒热并用疗效颇佳。

【临证心得】

在治疗鼓胀中应注意以下几个问题：

1. 虽然肝、脾、肾俱伤，但是以脾为中心，正如《内经》所云：足太阴虚则鼓胀。故在辨证的基础上可重用参、术以制水。

2. 关于攻逐水饮，只能用于早期实证，正气尚可时可用。

3. 对于中晚期腹水，在辨证的基础上，余常加用验方蝼蛄散。

组成：肉桂5g，盐水炒黄柏10g，知母10g，蝼蛄20g。

制法：诸药研成细末，每次1g，3小时服1次。也可诸药加葱7根、生姜少许、麝香1g，摊成饼，纳脐中，6～8小时换1次。

4. 在消腹水的处方中，余喜加用半枝莲、半边莲及马鞭草、水红花子。半枝莲抗病毒，常用量15～30g。半边莲利尿作用显著而药力持久，常用30～60g。马鞭草活血，通经利水，常用量30～50g。水红花子活血利水，主胁腹癥瘕积聚、水鼓，常用量15～30g。马鞭草、水红花子活血而不伤血，活血可以利水。四药在辨证方中加用，疗效优于五苓散。

第十六节 冠心病：
临床总结"心痛散"，疗效甚奇需辨证

> 冠心病，余从经方入手，实证在少阳，虚证在少阴，从少阴夹饮、少阴夹瘀、少阳夹痰、少阳阳明合病、厥阴寒热错杂五个方面来辨治，配合专病专方，取得良好疗效。

25年前，连云港市电视台一位领导的哥哥因急性广泛前壁心肌梗死住灌云县某医院抢救治疗。两天以后血压60/40mmHg，并发严重的心律失常，医生发出病危通知。因电视台的朋友与我关系甚密，遂邀我前往医院协助诊治。当时见患者头汗如雨，四肢湿冷，神识时而清楚时而模糊。检查示心肌梗死，大面积心肌坏死。因为患者处于吸氧阶段，无法进行舌诊，但此患脉象沉细数，伴有结代。

从证候来看，即是心阳暴脱。西医内科主任反映其使用多巴胺等升压药物，但血压仍不能升高。余当即处方参附龙牡救逆汤加味，即红参30g（另炖），制附子20g，麦冬15g，五味子10g，山茱萸60g，生龙骨30g，生牡蛎30g，桂枝30g，茯苓60g，酸枣仁20g，柏子仁15g，甘草20g，连夜煎服两次。

第二天主任查房，血压已经110/70mmHg，并且神志比较清楚，

对答如流。自诉感觉很饿，想吃米饭。家里人准备小米粥，能进食两碗。心电图偶发室早，继用本方，1周后好转出院。其后间断使用四逆汤合生脉饮加味，至今70多岁仍然健在。

自此以后，余一直对冠心病坚持深入的探讨与学习，特别从经典的阐述中得到了很多启示。

冠心病，相当于中医的胸痹、真心痛、心胃痛、心悸痛、心动悸等范畴。早在《内经》中即有提到："真心痛，手足青至节，心痛甚，旦发夕死，夕发旦死。"这些症状的描述相当于现在的心肌梗死伴循环衰竭等。《金匮要略·胸痹心痛短气脉证并治》篇曾提到过"胸痹之病，喘息咳唾，胸背痛，短气。心中痞，诸逆心悬痛。心痛彻背，背痛彻心"等症状及治疗思路。这些记载与心绞痛的症状颇为相似。从症状来判断，特别是胸痛频繁发作的，一定要建议立即止痛，否则极易造成心梗。余在临床中逐步摸索，汲取古人的经验，总结出经验方"心痛散"，经临床验证疗效很好。

具体方药如下：丹参500g，檀香100g，香附300g，川芎100g，红花200g，降香100g。每次5g，一日2～3次。丹参养血活血化瘀；檀香、降香、香附理气止痛；川芎活血；红花化瘀。诸药合用，能使气血通畅，达到通而不痛之效。这个散剂对减轻胸痛频率，扩张冠状动脉有很好的疗效，亦可用于解除冠状动脉痉挛。疼痛缓解以后再根据气血阴阳亏虚，以辨证治疗。

从舌象来看，冠心病人的舌质大多以淡为主，舌苔多黄腻或者白腻。这种情况，中医辨证论治认为痰浊闭阻，宜温阳开闭，祛痰化湿为大法。舌暗或紫，兼症多见胸部胀痛，或者刺痛较明显者，多认为是气血瘀阻，痹阻心脉。

痰在冠心病发病过程中处于非常重要的地位。饮食厚味则生痰浊。痰是一种病理产物，多为阳虚所致，浊为痰所化，脾主运化，肾主气化。当脾肾功能正常，无痰可生；当脾肾功能不全时，则易产生痰浊。痰浊的特点即是凝滞，随气而升，随气而降，行于心则胸闷心悸，行于脑则眩晕不止，行于胸则气塞，行于经络则麻木，行于血脉则疼痛。痰浊的成因，停留的部位不同，临床表现也是不一样的。所以痰浊在冠心病治疗当中占有非常重要的地位，痰浊闭阻是冠心病的主要致病因素。

从脉来辨，仲景在"胸痹篇"中指出，夫脉当取太过不及，阳微阴弦，即胸痹而痛。所以然者，责其极虚也。今阳虚知在上焦，所以胸痹、心痛者，以其阴弦故也。阳微即是指寸脉微，阳得阴脉则不足。阴弦即是指尺脉弦，阴得阴脉即胸痹而痛。太过，由阳虚气滞，

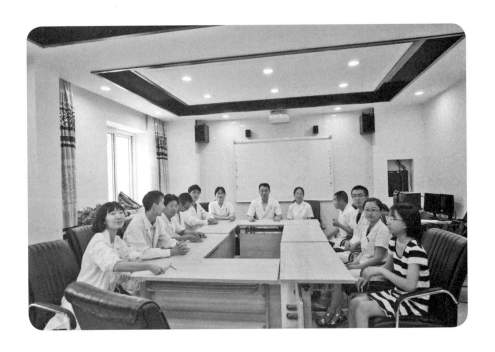

寒痰气结所生。

【辨证分型】

1. 少阴夹饮

少阴夹饮症状以心慌、胸闷为多见，舌质多淡胖，且为齿痕舌。治疗以四逆汤、苓桂术甘汤、茯苓杏仁甘草汤为主。

2. 少阴夹瘀

少阴夹瘀表现为胸闷心痛，伴心悸失眠，舌淡，边有瘀点，脉涩。此型多以郭子光老师的冠心病专方——芪葛活血汤为主方：黄芪30～50g，丹参20～30g，葛根20～30g，川芎15～20g，制首乌20～30g，红花6～10g。余在此方的基础上常合用四逆汤，即附子10g，炮姜10g，甘草10g，两方合用，在临床中使用效果很好。

3. 少阳夹痰

此型表现为胸部憋闷，口干，阵发性胸部隐痛，心电图显示心肌缺血，舌苔黄腻，脉弦滑。可将小柴胡汤、瓜蒌薤白白酒汤、丹参饮、生脉饮合用。

4. 少阳阳明合病

此类特点为病患胖圆脸，脖子粗大，伴口干口苦，胸痛胸闷，舌苔黄腻，脉弦滑。往往此类患者伴有"三高"症状。可以定为大柴胡汤体质，以粗嘴大唇、形盛为主要特点。可以使用大柴胡汤合温胆汤治疗，重用半夏15～30g，化痰散结比较好。

5. 厥阴寒热错杂

此型主要表现为胸闷胸痛，口干口渴，小便多，下肢冷。舌淡苔白，脉两尺弱。以温潜法为主，药用附子、灵磁石、龙骨、牡蛎、黄连、天花粉等，此法治疗效果较好。

冠心病由上述可分为五个类型，但在临床运用当中，还应当注意以下几个问题。

1. 凡是见到舌胖大有齿印，可考虑肾阳虚衰，水饮为患，以四逆汤、真武汤打底。

2. 时时顾护心阳，回阳复阴是关键。注意在用药方面应该刚柔相济，以桂枝配附子合用生脉饮。

3. 重视温阳，补气养血。可根据具体情况，如果脉结代比较明显的可重用炙甘草汤；手足冷者可直接予当归四逆汤来鼓舞心阳。

4. 注意阴中求阳，阳中求阴。在补益气血的时候，以平为期，即以生脉饮或者归脾汤、甘麦大枣汤加味合用生地黄、丹参。对心阴虚的患者要注重阴中求阳。

5. 重视心律失常的治疗。心动过缓，可活用麻黄附子细辛汤加鹿茸。心动过速，用灵磁石、龙骨、牡蛎、柏子仁、玉竹来养心减慢心率。心律不齐，可用人参、甘草、桂枝、麦冬、远志，效果比较好。

【验案集粹】

案1 顾某，男，59岁。2016年11月16日初诊。

现病史：左冠前降支近段见非钙化性斑块，管腔中度狭窄，活动后胸闷加重，口干，舌胖大苔白腻，脉弦紧，左沉弱。

辨证：少阳夹痰合病少阴。

治法：和解少阳，豁痰温通。

方药：生脉饮合四逆散加味。红参10g，麦冬10g，五味子10g，黄连6g，半夏12g，瓜蒌10g，白芥子10g，桃仁10g，葛根10g，川芎 10g，天花粉 10g，黄附片 10g，柴胡 10g。10 剂。

二诊：药后胸闷好转，继续上方，10 剂。

三诊：胸闷时作，时心烦，口干，舌苔白腻，脉较前有力。以温潜法合用丹参饮加味：黄附子 10g，干姜 10g，甘草 10g，红参 10g，龙骨 30g，牡蛎 30g，灵磁石 30g，丹参 20g，檀香 5g，砂仁 5g，黄柏 6g，山茱萸 30g，龟甲 10g，生姜 15g，大枣 15g。10 剂。

四诊：药后无胸闷，口不干，舌苔渐退，左脉有力。继用上方巩固治疗。

按： 余在临床中治疗冠心病，主要以脉定证，以脉定方。只要见到脉沉取无力的皆以四逆汤打底，痰热者合用小陷胸汤，寒痰者合用半夏、茯苓，胸闷者合用丹参饮。在使用丹参饮时一般用檀香，症状重者可加降香、沉香。

案 2 蒋某，男，72 岁。2016 年 12 月 26 日初诊。

现病史：冠心病心绞痛 10 年，加重 1 月，一直服用麝香保心丸。刻诊：心慌，胸闷气短，口不干，舌暗红苔白，脉沉弱。

辨证：少阴夹瘀。

治法：温通少阴。

方药：黄附子 10g，干姜 10g，甘草 10g，山茱萸 30g，檀香 3g，砂仁 5g，丹参 20g，降香 3g，葛根 15g，川芎 10g，龙骨 30g，牡蛎 30g，紫石英 30g。10 剂。

二诊：心悸好转，口干，舌红苔少，脉沉弱。

上方加红参 10g，麦冬 10g，五味子 10g。10 剂。

三诊：心悸仍作，夜寐差，口干，舌红少苔，脉沉细弱。

方药：黄附子 10g，甘草 10g，红参 10g，山茱萸 30g，黄连 6g，麦冬 10g，肉桂 3g，柏子仁 10g，酸枣仁 10g，龙骨 30g，牡蛎 30g，阿胶 10g。15 剂。

四诊：心悸偶作，夜寐佳，口不干。

上方去黄连，继服 15 剂，诸症消失。

按：冠心病的治疗要根据患者病情变化来决定用方，此患者后期出现舌红少苔等，以附子配牡蛎、龙骨来温潜，配合黄连阿胶汤来养阴生脉。故取得明显疗效。

【临证心得】

胸痹之病，喘息咳唾，胸背痛，短气，寸口脉沉而迟，关上小紧数，瓜蒌薤白白酒汤主之。此处应着重于脉的太过与不及。从仲景对脉的描述来看，太过为邪气结，不及为脏腑气血亏损。从六经定位来看，寸脉之太过与不及，太过为实在太阳，不及乃虚在少阴。从脉的太过与不及可以定脏腑的虚实。从冠心病的脉诊来看，左寸不及，阳得阴脉，病机为阳虚气滞，寒痰气结。当太过的时候，痰热互结于心脉，可见左寸弦滑，舌苔黄腻。

所以辨冠心病以虚实为纲，本虚而标实。虚，多表现为气虚、阳虚、阴虚，以心脾肝肾失调为多见。实，则多见于气滞、痰浊、血瘀。

第十七节　颈椎病：
余已治疗数百例，治寒饮虚取效捷

> 颈椎病，余之经验，主要病理因素是寒、饮、虚三方面，从经方入手，以太阳、少阴夹饮证及太阴来辨治。

中医认为，颈椎病属于"痹证"的范畴，可以看作是颈部的痹证，其病因主要是由于长期低头，或过度使用空调，还有坐姿不正确所致。余临证以来，治疗数百例颈椎病患者，均取得佳效。

【辨证分型】

1. 太阳寒凝痹阻

临床表现：颈部胀痛不适，活动不利，得温则舒、遇寒则甚，口淡，舌淡苔白，脉右寸弦紧。

方药：葛根汤加味。葛根 30 ~ 60g，麻黄 5g，桂枝 6g，白芍 20g，鹿角霜 10g，透骨草 10g，伸筋草 10g，威灵仙 10g，甘草 6g。

葛根的剂量可根据体质的胖瘦、寒凝的程度来决定，一般可用 15 ~ 100g，解肌的效果决定于此药的剂量。

2. 少阴夹饮

临床表现：颈部僵硬不适，心慌，头晕，乏力，舌淡胖有齿印，舌苔水滑，脉沉弦。

方药：四逆汤合小半夏加茯苓汤加味。半夏 15g，茯苓 30g，白术 20g，桂枝 10g，泽泻 20g，磁石 30g，龙骨 30g，牡蛎 30g，制附片 10g，干姜 5g，生姜 10g，大枣 4 枚。

3. 太阴虚寒

临床表现：颈部不适，头晕，乏力，劳累以后加重，舌淡苔白，脉右寸弱。

方药：补中益气汤合四逆汤加味。人参 10g，黄芪 24g，当归 10g，白术 10g，陈皮 5g，升麻 5g，柴胡 5g，附子 10g，灵磁石 30g，甘草 10g，葛根 15g，鹿角霜 10g。

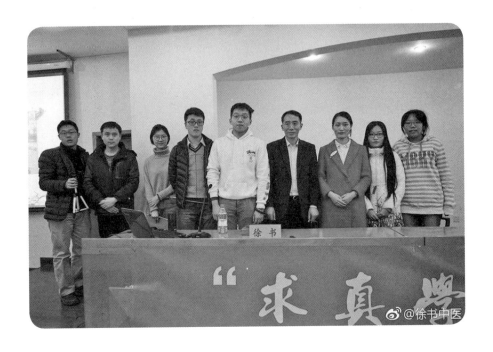

【验案集粹】

案 1 马金凤,女,50 岁。2016 年 1 月 18 日初诊。

现病史:颈部僵硬半年,在医院查 CT 示颈椎椎间盘突出,医院建议手术治疗。患者手指麻木,小便失禁,走路明显,口干口苦,脉左关弦滑。

辨证:太阳少阳合病。

治法:发表祛痰。

方药:小柴胡汤加味。柴胡 10g,黄芩 9g,半夏 12g,党参 10g,甘草 6g,白芥子 10g,大黄 3g,桂枝 10g,龙骨 30g,牡蛎 30g,龙胆草 6g,葛根 15g,麻黄 3g,生姜 15g,大枣 15g。14 剂。

后因他病来诊,诉 1 年前服用 1 剂药后手指麻木消失。

按:在临床辨治颈椎病的过程中,有一部分患者表现太阳少阳合病,故以小柴胡汤与葛根汤合用。正如仲景所说:"观其脉证,知犯何逆,随证治之。"

案 2 籍建英,女,39 岁。2016 年 12 月 11 日初诊。

现病史:颈椎疼痛 1 年,肩部疼痛,口干,大便一天 2 次,舌紫暗苔白,脉右寸大。

辨证:太阳病。

治法:发表散寒。

方药:葛根汤加味。葛根 15g,麻黄 5g,桂枝 10g,白芍 10g,甘草 6g,桑枝 30g,松节 10g,威灵仙 20g,延胡索 10g,黄芩 9g,生姜 15g,大枣 15g。14 剂。

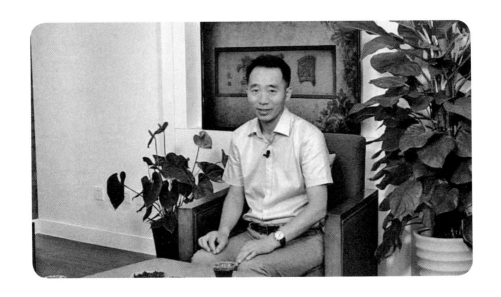

二诊：颈椎疼痛较前明显好转，继续上方，14剂。

三诊：疼痛消失。改桂枝加葛根汤善后。

按：葛根汤使用要点为右寸浮弦，有的患者服用后会出现口干。余习惯运用葛根汤加黄芩。若右寸浮弦，两尺弱，此时要注意"拔根"，故在葛根汤的基础上加附子、龙骨、牡蛎以固其下。

【临证心得】

补中益气汤治疗颈椎病，跟诊的学生都非常惊讶，查阅古今医案，闻所未闻。而余在临床实践中发现，这类患者除颈部不适以外，大都伴有面色萎黄，乏力，劳累后加重，脉以右寸弱为多见。此类颈部疾病的发生与中气不足、气血不能上达有直接的关系，故在补中益气汤基础上加葛根、鹿角霜、制附片。

第十八节 糖尿病：

入手大多从三阴，半数患者可治愈

　　糖尿病，余临床总结其病机主要为肾精亏虚，不能蒸腾气化，津液不能上达，故出现口干、口渴。故在消渴病的辨证治疗中，余从《伤寒论》六经辨证入手，紧抓病机，活用经方，善用专病专药，以达到恢复气化功能和降低血糖的治疗目的。

　　《中医内科学》五版、六版、七版的教材都把糖尿病病机归纳为阴虚为本，燥热为标。上消，渴而多饮，诊断肺胃之热，治以白虎加人参汤。中消，以消谷善饥，胃热比较明显，治以清胃散。下消，以渴而小便数，属肾虚，治以六味地黄丸加减。这是教科书上所说。近年来，余在临床中有用苦寒药来治疗糖尿病的经验。余想问一下，糖尿病的火到底是实火还是虚火？实火宜清，虚火宜引火归原。所以，我们看到糖尿病，只看到燥热之标，不察及虚损之根本，这是治不好糖尿病的。正如《医门法律》所言："凡治消渴，用寒凉太过，乃致水盛火湮，犹不知反，渐成肿满不救，医之过也。"

　　对于饮食控制这些说法纯属西医观点。中医虽有肥甘厚味可以致渴的论述，但不能死于句下，更不能囿于西医观点。本病属于虚，虚则补之。如果严格控制饮食，虚弱之体将何以得其营养，疾病何时有转机？按照西医的观点来说，蛋白、糖、脂肪是人体的三大营养元素，相互关联。糖在人体中的代谢紊乱，必然导致蛋白、脂肪不能更好地吸收。控制饮食，易导致虚者更虚，就犯了虚虚实实之戒。

认识到这些问题以后，我们下面讲一下糖尿病从三阴入手的观点。那么如何从三阴入手？三阴是什么？众所周知，三阴是指张仲景《伤寒论》六经辨证体系中的三阴。我们常说的经方，就是以张仲景《伤寒论》为代表的方剂。它的辨证体系就是六经辨证体系。我们说的六经辨证体系包括人体的气血津液的气化过程，其中，三阳病以六腑病变为基础，三阴病以五脏的病变为基础，所以说六经病基本上概括了脏腑和十二经的病变。用六经辨证，不仅仅局限于外感病的诊治，对糖尿病、肿瘤这些疑难病同样有非常好的指导意义。

从治疗方面来看，张仲景在《伤寒论》222 条和《金匮要略·消渴小便不利淋病脉证治》指出"若渴欲饮水，口干舌燥者，白虎加人参汤主之"，"男子消渴，小便反多，以饮水一斗，小便一斗，肾气丸主之"。从这两个方剂组成来看，白虎加人参汤不外乎是石膏、知母清热滋阴，人参益气养阴之法。肾气丸，以熟地黄、山药、山茱萸补肾养阴，以附子、肉桂温阳等阴中求阳、补肾养阴。

随着西医降糖药的出现，使血糖控制发生了根本改变。血糖会被胰岛素等药迅速降低，使"三多一少"症状迅速纠正，况且，很多患者缺少"三多一少"的症状。阴虚燥热之证已不多见，甚至有的病人根本无三消症状。而且，体型都以肥胖居多，表现腰酸、乏力、怕冷、便秘等三阴证候。有很多人并没有临床症状，是通过体检血糖指标升高而就诊。

余临证 30 年，从大量的治疗糖尿病的临床实践中，总结了以下几个方面的认识。

1. 现在的糖尿病，阳证少，阴证多，中医辨证大多从三阴入手。

2. 三阴辨证中，以太阴、少阴、厥阴多见。但大多是太阴少阴兼见。或在糖尿病发展过程中，某一个阶段出现厥阴证候。

3. 对于血糖不降的问题，可以考虑两个方面：其一，其证比较复杂，大多寒热错杂；其二，大多夹有瘀血证候。

4. 从脉诊来看，早期表现两关弦滑，中期表现为两关不调，后期的表现为脉沉弱，特别是尺脉沉弱为多见。

近代以桑景武为代表的医家提出，糖尿病的根本病机是肾阳虚衰，不能蒸腾津液，气虚不能化气摄水。其口渴多见于肾阳虚不能化气，水液不能上升所致。心得肾水，而神明焕发，肺得肾水，而清肃下行，脾得肾水，而精微施布。余之体会：阳化气则水津四布，水得火，则有升有降。反之，阳不化气，则水津不布，故口渴；水无火，则有降无升，故多尿。但这种温阳非纯阳之品，应该阴中求阳。国内有一部分大夫崇尚温阳，属火神派，治疗糖尿病，用大量附子，如用到 30g，不行加到 60g，还不行，120g，来治疗糖尿病。余之理解是壮火食气，我们应该少火生气。余用附子的常用剂量为 10g、15g、20g，最多 30g，一般可以配菟丝子、仙灵脾、鹿茸。这样，大剂量附子容易犯虚虚实实之忌；小量的附子就阴中求阳，少火生气。少佐活血化瘀之品可以改善胰岛功能，达到祛瘀生新之效。

余在 2000 年之前，钻研糖尿病走了很多弯路。后来开始套用施今墨先生的糖尿病对药，如黄芪配山药，苍术配玄参，生地黄配麦冬、五味子。察考施先生治疗此病多从脾阴、脾气虚方面考虑，对于

20 世纪 80 年代以前的人的体质比较适合，对于当下以阳虚为本的患者效果一般。后来应用经方葛根芩连汤、白虎汤等从阳热来治，同样效果不好。同时也用过一段时间大量黄连，30 ～ 60g，干姜、肉桂 10g，在辨证方中使用，因患者觉得汤药太苦，难以下咽而放弃。

后来经过反复观察、发现大多数患者伴有四肢乏力、倦怠、无精打采、疲劳、少气懒言、腰膝酸软等气虚、阳虚证候。然后从三阴入手取得很好的疗效。

治疗糖尿病，首辨阴阳。其中，阳证为少阳合并太阴，其余的皆以三阴病为主。主要有以下几种证型。

【辨证分型】

1. 太阳少阴合病

此类患者多出现颈部酸痛，口干，腰酸，下肢冷，便秘，舌淡苔白腻，脉沉弦，右寸弱等临床表现，为少阴寒湿瘀阻兼见太阳经气不利之证。故以麻黄附子细辛汤温肾散寒，配伍甘草干姜茯苓白术汤化湿，合葛根解太阳之邪。此类消渴病患者常伴有颈椎病，根据现代医学的观点：颈椎病变对神经的压迫，使交感神经对胰岛 β 细胞产生不良刺激，故引起血糖居高不降。本法可强壮督脉，鼓舞阳气，缓解颈部拘挛，共奏降糖之效。

2. 阳明少阴合病

此类患者以明显的口干，腹胀，腰膝酸软，舌质偏红，苔黄腻，脉寸关滑等阳明实热症状为特点，同时伴有口中黏腻，或胸闷，脉濡等痰湿阻滞症状，痰热互结，搏于中焦，以黄连温胆汤合生石膏清痰热，痰热得清，症状得缓。另外，此类患者亦常常表现为尺脉弱，少阴肾阳不足。仲景认为痰饮为阴邪,阴邪者非阳不化,"当以温药和之",故可在黄连温胆汤的基础上合用四逆汤温下,取少火以生气之意,离照当空,阴霾自散,痰湿得化,血糖得降。

3. 少阳太阴少阴合病

此类患者表现为眼睛模糊,口干,口苦,乏力,腰酸,大便溏,舌质偏红,苔白腻,脉左关弦滑,右关弱,两尺弱。因其在上有少阳郁热,下有太少二阴虚寒,故以柴胡桂枝干姜汤清上热,补中虚,四逆汤温下寒。此种证型的脉诊特点为两关不调,即左右关脉应指不同,常表现为左侧关脉弦滑,右侧关脉弱或细。需要注意的是,此证少阳见证并非一直存在,待上热清解后则可改用引火归原之法善后。

4. 少阴阴亏阳浮证

此种类型常表现为口干口渴,大便干,腰酸肢冷,舌质偏红,苔

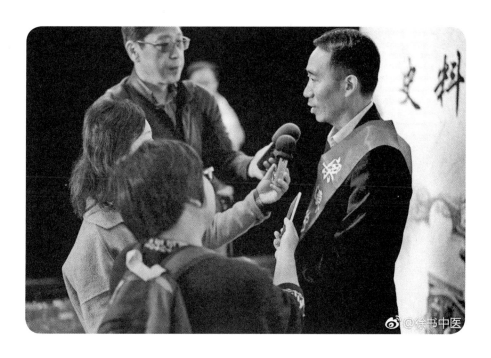

白腻，脉寸关脉大，尺脉弱等上热下寒、真寒假热证。如《薛己医案》论："烦热作渴，饮水不绝，小便淋漓，大便秘结……此肾阴虚，阳无所附而发于外，非火也。盖大热而甚，寒之不寒，是无水也，当峻补其阴。"究其原因，为肾精亏虚不能固藏，当以引火汤于阴中求阳。方中以大剂量的熟地黄大滋肾水，生真阴，降虚火，且陈士铎认为"胃为肾之关也"，肾水旺而胃中津液自润，上热证可由填肾水而自除。麦冬、五味子佐滋肺金，金水相滋，水足制火，茯苓以前导水湿，巴戟天性温可引火归原，温命门火衰。引火汤，余在临床用得非常多，运用它需掌握一个辨证要点，即上面可能眼睛红、头晕、咽喉疼痛、口渴等，但膝盖以下是冷的，比较怕冷或者腰部冷痛，特别是伴有大便干结的，重用熟地黄 60 ~ 90g 有非常好的效果。

5. 厥阴证

此类患者多面色㿠白，伴有腿酸，乏力，口淡，大便溏稀，舌苔白腻，伴有舌下静脉怒张，脉沉细弦等寒凝血瘀证，以当归四逆汤打底，取《医宗金鉴》"夹木力以壮火"之意，散寒凝，通气血。其阳复太过者，常常表现为睡眠质量差，凌晨 3 ~ 5 点易醒，并伴有口干和（或）口苦，以整体虚寒局部化热的寒热错杂证为主，当以乌梅丸发郁火，温脏寒。

【验案集粹】

案1 徐某，男，42岁。2016 年 6 月 2 日初诊。

现病史：患者 2 年前检查发现随机血糖 12.5mmol/L，在某医院诊断为"2 型糖尿病"，服用二甲双胍控制，今日查空腹血糖（FBG）：8.9mmol/L，糖化血红蛋白（HbA1c）：7.8%。刻诊：口干、口苦，乏力，头昏，大便溏，舌质暗红，苔白腻，脉左关弦滑，右关弱。

辨证：少阳太阴少阴合病。

治法：清上温下，转枢气机。

方药：柴胡桂枝干姜汤加味。柴胡10g，桂枝10g，干姜3g，天花粉24g，牡蛎30g，黄芩9g，制附子7g，川芎10g，赤芍10g，苦瓜15g，甘草6g，当归10g，刘寄奴30g，龙胆草10g。10剂。

二诊：药后口干、口苦好转，左右关脉已调，现仍乏力，时有腰酸，大便溏，舌苔白腻。少阳热证已去，太阴脾土寒象明显，治以附子理中汤加减。

方药：制附片10g，红参10g，白术10g，甘草6g，干姜5g，黄连6g，肉桂5g，乌梅10g。20剂。

三诊：药后乏力、便溏好转，余无不适。因素体阳虚，久病伤肾，当填精化气，以金匮肾气丸善后。

四诊：查FBG：6.1mmol/L，HbA1c：6.4％，血糖控制平稳，停服中药，嘱其加强体育锻炼。

按：本案患者初诊口干、口苦、头昏、大便溏伴有左右关脉不调，故辨为少阳太阴合病，予柴胡桂枝干姜汤斡旋肝脾。配合当归、刘寄奴、川芎、赤芍活血化瘀。二诊病在太阴，当散其寒，健其运，故选用附子理中丸加减。黄连配乌梅，取叶天士酸苦泄热法之意，敛上热即是补下寒，取肉桂引火归原。后寒热已调，而病久伤及先天，损及肾精，以金匮肾气丸善后。方随法变，法随证出，步步为营，故患者血糖稳步下降。

案2 杨某，男，49岁。2015年11月28日初诊。

现病史：患者FBG指标一直波动在8.5 ～ 10.5 mmol/L，诊断为"2型糖尿病"，并建议胰岛素治疗，患者拒绝。今日就诊，复查随机血糖15.2mmol/L，HbA1c：8.6%。刻下症见：口干口渴，大便干，腰腿酸痛，便秘，舌质偏红，苔白腻，脉寸关脉大，尺脉弱。

辨证：少阴阴虚阳浮证。

治法：填精气化。

方药：引火汤加味。熟地黄90g，天冬15g，麦冬15g，肉桂3g，枸杞子30g，五味子10g，茯苓30g，巴戟天15g，红参10g，制附片10g，炮姜10g，生石膏60g，郁李仁10g，10剂。

二诊：口干口渴明显好转，便秘好转，舌苔白腻，尺脉较前有力。继续上方10剂。

三诊：FBG：9.9mmol/L，HbA1c：7.5%，患者无口干口渴，舌苔渐退，上方去生石膏，继续服用80剂。

四诊：FBG：7.7mmol/L，HbA1c：6.9%，患者腰腿痛酸感消失，自诉睡眠质量好，嘱停用消渴丸，继续服用25剂。

五诊：FBG：5.9mmol/L，HbA1c：6.2%，嘱控制饮食与锻炼相结合。

按：此患者虽舌红、口干口渴、大便干等一派阳热症状明显，但因其腰酸，尺脉弱，寸关脉大，平脉辨证，溯本求源，盖因水浅不能藏龙，而致龙雷之火上浮。方用引火汤，导龙入海，水火互济，水趋下，而火已有不得不随之势，水火同趋，则共安于肾宫，上热自除。前后共进100余剂奏佳效。

【临证心得】

近 30 年来，余一直在研究糖尿病。在接诊的糖尿病患者中，有半数以上完全可以治愈，而且是纯中医治疗。

余总结有以下两种情况是不能完全治愈的：

其一，1 型糖尿病患者。

其二，有家族遗传病史者。

这两种情况因为我接触的病例尚少，故经验不多。

我认为治疗糖尿病主要从以下几个方面来考虑：

（1）早、中期糖尿病患者一般以胰腺的肿胀为病理基础。此类患者表现火、热、阴虚，同时伴有寒象比较明显，往往是寒热错杂之象。

（2）中期的患者大都表现为胰腺管的堵塞，不能正常排出胰岛素，此型患者寒、虚、瘀等证候表现比较突出。

（3）后期的患者表现胰腺的萎缩，这类患者大都与患者长期肌注胰岛素有直接的关系。此型患者多表现消瘦，身体极度亏虚，在这种情况下我们掌握一条原则，即"万病不治，求之于肾"，以鹿茸、胎盘大补先天来考虑。

另，余在临床中总结出专病专药以供同道参考：

1. 蓝布正

蓝布正这味草药，性味辛、甘、平，具有镇痛降压、调经、祛风除湿、补虚益肾、活血解毒等功效。国内外研究表明，本药治疗高血压、糖尿病效果显著。余在临床当中也证实，本药有非常好的效果。

2. 龙葵子

龙葵是一味抗癌效果非常好的药。它的子味苦性寒，功效清热解毒，散结利尿。这个龙葵子食疗也有非常好的效果。此药北方很少，江苏、浙江龙葵子非常多，大家在临床中可以多多使用。

3. 水蛭

水蛭性味平，咸、苦，有毒，入肝、膀胱经。功效主癥瘕、腹痛、闭经、瘀血、损伤瘀血疼痛、痈肿丹毒等症。水蛭这味药在糖尿病治疗当中，只要见舌质比较紫暗，或者舌下静脉比较曲张的都可以大胆使用，有时候水蛭配三七一起使用。

4. 藏红花

藏红花性温味甘，微苦，入心、肝经。功效调经活血，祛瘀止痛，可以清肝热，调经止痛。用于产后恶露不尽，跌打损伤，身体亏虚，而且是一种治疗肝病的良药。藏红花适用于胰岛素抵抗的患者，余用之效果非常好。但其缺点是价格比较昂贵。

5. 刘寄奴

刘寄奴味苦性温，归心、肝、脾经。它能散瘀止痛，疗伤止血，破瘀通经，消食化积。朱良春老师用刘寄奴治疗前列腺肥大，我试用于治疗糖尿病，在胰腺管堵塞方面，经常用到刘寄奴。一般可用 30～60g。

6. 马齿苋

马齿苋味酸性寒，有黏性。主要功效是清热解毒，散瘀消肿，用于热痢脓血，热淋，血痢，带下病，外科的疮痈肿毒。《本草拾遗》《本草正义》都有记载，马齿苋有治疗消渴的作用。多年来，余常用于糖尿病，或者方中加用，或作为糖尿病的食疗。

7. 知母

知母味辛性苦寒，它能泻肾家有余之火和膀胱邪热，另外能上清肺经，兼清胃热。治疗的糖尿病患者中，特别见到口渴的患者，重用知母30～50g，止渴降糖效果非常佳。

8. 地骨皮

地骨皮甘淡而寒，能够降肺中伏火，除肝肾虚热，能凉血，治五心烦热，热郁于内，用于治疗吐血、衄血、消渴、咳嗽。治疗糖尿病中凡是相火妄动之虚热，以地骨皮配生地黄来治疗。我们常见的糖尿病舌质比较红的，就可以在辨证过程中重用地骨皮30g，同时配生地黄治疗。

还有一类药，就是"广当益芍芎"，即广木香、当归、益母草、赤芍、川芎。这是何绍奇老师常用的对药，主要用于痰湿内盛兼夹瘀血证。

最后讲一下人参。在人参、党参、太子参、西洋参、红参中，红参、西洋参有明显降糖的作用。党参治胃补中，太子参比较平和，它们用上去不会降糖。所以，余在降糖过程中，一般选择红参降糖，红参、麦冬、五味子在此基础上进行加减。

第十九节 黄带：
区区两个小方子，敢教黄带速消除

> 黄带常见于宫颈炎、宫颈糜烂。余治疗此疾，从寒热入手，分急性和慢性，以经方辨治，结合专病专药，取得很好疗效。

湿是黄带的主要病因，湿与寒、与热、与风相互搏结，故在辨证方面，余常用经方桂枝芍药知母汤、栀子柏皮汤治疗黄带。这两个方中，桂枝芍药知母汤原主治诸肢节疼痛、身体尪羸、脚肿如脱、头眩短气、温温欲吐者。痹证的形成，一般是风、寒、湿三邪合而为痹，而带下的形成往往也是这个病因。在使用桂枝芍药知母汤时，见舌苔白腻者，可大胆使用，而栀子柏皮汤原方主治——伤寒，身黄发热者，栀子柏皮汤主之。黄带的形成，主要是湿与热的郁结，故在治疗黄带时，见舌苔黄腻者，可大胆使用本方。况且黄柏是治疗黄带的专药，栀子专门泻三焦之火，是阴门湿热的要药。以上两方用于黄带属急性者。

对于慢性者，我常用两组经方的合方来治疗此疾。

1. 当归贝母苦参散和薏苡败酱草散证

见于带下量多，色黄，有异味，重症患者流下如脓，阴道内常有灼热感，有接触性出血，以炎症为辨证要点。

方药：当归 10g，贝母 15g，苦参 8g，薏苡仁 30g，败酱草 30g，黄柏 15g，苍术 10g，龙骨 15g，牡蛎 15g，白头翁 10g。

2. 乌梅汤和当归芍药散证

带下黄白如豆腐渣样，以痒为主要辨证要点，常见于霉菌、真菌感染的患者。

方药：乌梅 15g，细辛 6g，当归 10g，黄连 6g，黄柏 5g，党参 10g，川椒 5g，桂枝 6g，附子 5g，芍药 10g，川芎 6g，白术 30g，茯苓 10g，泽泻 10g。

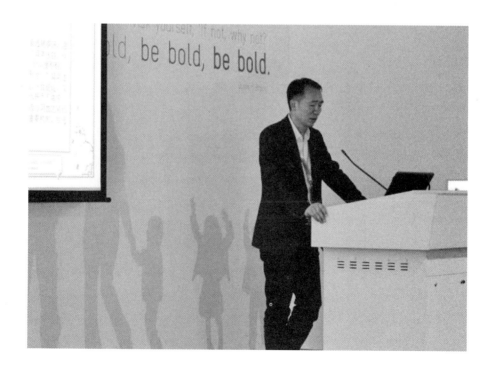

【 验案集粹 】

费某，女，31 岁。

现病史：带下黄白，伴有气味 1 个月，曾在医院检查，诊为宫颈炎，轻度糜烂。刻诊：阴道内常有灼热感，口干，大便正常，舌红苔腻，脉弦细数。

辨证：当归贝母苦参散和薏苡附子败酱散证。

治法：清利湿热。

即投本方 10 剂后，带下明显减少，无气味，继以原方 10 剂巩固治疗。

【 临证心得 】

黄带系湿热胶结，伤及任带而成。传统中医以清利湿热作为常法。余在临床中，从经方入手，把黄带分为急性发作期和慢性发作期，灵活运用经方以及经方的合方来治疗。对于黄带日久者，适当加入补益之品。如参、芪、术、草可起到巩固治疗作用。另外对于顽固性黄带迁延难愈者，可在辨证的基础上参入治疗奇经任带之药，如阿胶、芡实、海马等。

第二十节 三叉神经痛：
六经辨证治其本，专病专药治其标

三叉神经痛，余之经验以阴阳为纲，从寒热入手，以六经辨证为目，可分少阳阳明合病、少阴虚寒证和少阴合并少阳证。在此基础上，常与专病专药同用，可以取得非常好的疗效。

在余临证之初，余之婶母患此疾，多方求治，卡马西平4片只能止痛4小时，后手术3次，也只能短暂控制，不久又发，促使余要深入去研究此病的治疗经验。

起初，余多套用赵锡武老师治疗三叉神经痛专方：生石膏24g，葛根18g，赤芍、钩藤、苍耳子、柴胡、蔓荆子各12g，黄芩、薄荷、荆芥穗、甘草各9g，全蝎6g，蜈蚣3条。从肝胆火甚来治疗，效果不理想，再深研其病因，本病与寒、风、热、火、虚、痰、瘀均有直接的关系，常常在虚与内风的基础上，受外风、寒、火诱发而发病。从症状来看，时发时止，肌肉抽搐，刀割样疼痛，都是风邪的特点；从病机来看，寒气凝结引起筋脉拘挛或阳明热盛闭阻经络，或阳虚，虚火上冲，热扰经络；从面部经络来看，与厥阴、少阳、阳明经脉皆络于面部。

一般中医师最容易犯的毛病，是看到别人的经验方，不管寒热虚实照搬应用，当然不会有好的效果。余从经方入手，从阴阳层面求之，结果柳暗花明又一村，渐入佳境。

【辨证分型】

1. 少阳阳明合病

临床表现：颜面部短暂性暴痛，痛止如常人，常伴有口干、口苦、口渴。舌质偏红，苔薄黄，脉左关弦滑。

选方：小柴胡汤加石膏加减。

2. 少阴虚寒证

临床表现：颜面部肌肉痉挛样疼痛，遇寒则甚，常伴有畏寒肢冷，口中和。舌淡苔白腻，脉沉弱。

方药：麻黄附子细辛汤加味。

3. 少阴合并少阳夹瘀证

临床表现：颜面部疼痛呈烧灼样，时发时止，疲劳、劳累之后加重，常伴有口干、口苦，大便秘结，下肢怕冷。舌质偏红，苔白腻，寸关脉大，尺弱。

选方：引火汤合小柴胡汤合血府逐瘀汤。

【验案集粹】

案1 张某，男，58岁。2014年6月19日初诊。

现病史：面部触痛5年伴加重3月余，在多家医院诊断为"三叉神经痛"，予以卡马西平、面部神经消融术等治疗，效果差。且疼痛时轻时重，经常夜不能寐，伴口干、口苦、口渴，腰酸，大便正常。

舌淡苔白，脉弦滑。

辨证：少阳阳明合病。

治法：清肝泻火。

方药：小柴胡汤合石膏加味。柴胡 10g，黄芩 9g，半夏 15g，党参 10g，生石膏 30g，白芍 40g，甘草 15g，木瓜 15g，酸枣仁 24g，牡蛎 30g，大黄 5g，细辛 10g，川芎 30g。10 剂。

二诊：药后无疼痛，无口渴，胃时反酸，舌淡苔白，脉弦滑。

上方去石膏，加乌贼骨 10g。10 剂。

三诊：面部无疼痛，口干，继续以上方巩固治疗。

按：三叉神经痛，有一部分患者表现为少阳阳明证。此时可根据脉诊来决定石膏的用量，若脉弦滑数，大便干结，石膏可用 60～100g，以清阳明之热。

案 2　蒋某，男，55 岁。2015 年 8 月 12 日初诊。

现病史：右侧面神经疼痛 4 年，加重 1 周，在上海某医院诊断为"三叉神经痛"，一直服用卡马西平 1 日 4 片。近 1 周来，因为感冒后面部神经痛加重，尤其晚上痛甚，怕冷，口干、口苦、口臭，大便稀，舌胖大苔白腻，脉弦滑沉取无力。

辨证：少阳合并少阴。

治法：清上温下，交通阴阳。

方药：小柴胡汤合四逆汤加味。柴胡 10g，黄芩 9g，半夏 15g，党参 10g，白芍 40g，甘草 15g，木瓜 15g，酸枣仁 24g，牡蛎 30g，大黄 5g，细辛 7g，川芎 20g，龙胆草 10g，薄荷 3g，制附子 10g，炮姜 10g。10 剂。

二诊：疼痛明显好转，仍口干口渴，大便干结，大便两天一次，舌苔白腻，脉弦滑，两尺弱。改用引火汤。

方药：熟地黄 60g，天冬 10g，麦冬 10g，菟丝子 10g，枸杞子 10g，五味子 10g，巴戟天 10g，仙灵脾 30g，砂仁 10g，龟甲 10g，黄柏 10g，白芍 40g，木瓜 15g，酸枣仁 20g，川芎 30g，细辛 10g，郁李仁 10g，生石膏 60g。10 剂。

三诊：药后便通痛减。继用上方连续服用 30 剂，诸症消失。

按：引火汤使用要点：寸关脉大、两尺弱，或寸关脉弱、两尺浮大皆可使用。肾精亏虚者往往大便干结。故在引火汤的基础上加郁李仁，泻下通便可取佳效。

案 3 冯某，男，59 岁。2015 年 3 月 2 日初诊。

现病史：面部疼痛伴头痛 10 余年，在医院诊断"三叉神经痛"。有冠心病病史，怕冷，睡眠差，大便时 1 周 1 次，舌淡红苔少，脉左寸关弱尺弦紧。

辨证：少阴虚寒证。

治法：温散寒凝，加以通络。

方药：麻黄附子细辛汤加味。麻黄 7g，附子 10g，细辛 15g，当归 15g，川芎 30g，白芍 30g，甘草 8g，僵蚕 10g，白芷 10g，全虫 3g，蜈蚣 2g，防风 8g，荜茇 5g，桃仁 10g，地龙 10g，柴胡 3g，薄荷 4g，麝香 1g。10 剂。

二诊：药后疼痛消失，怕冷好转，睡眠好转，大便两天一次，口不干，舌苔如前，脉仍弦紧。上方去麝香。

方药：麻黄 8g，附子 12g，细辛 15g，当归 15g，川芎 40g，白芍 30g，甘草 8g，僵蚕 10g，白芷 10g，全虫 5g，蜈蚣 2g，防风 8g，荜茇 5g，桃仁 10g，地龙 10g，柴胡 3g，薄荷 4g。30 剂。

三诊：药后病情稳定，未见反复。以散剂巩固之。

方药：川芎 100g，白芷 100g，荜茇 20g，全虫 20g，蜈蚣 20 条，藏红花 10g。碾成细末，每次 3g，1 日 2 次。

按：寒主收引凝滞，阳明经脉寒邪痹阻。故选麻黄附子细辛汤开之散之。

【临证心得】

余认为，治标与治本，六经辨证是治其本，而专病专药是治其标。从三叉神经痛的症状表现来看，与肝风内动关系密切，治外风以麻桂剂，而此风属内风，治内风之法，一以酸补肝，二根据动者制之以静，故选用此类以平肝。

1. 芍药甘草汤

芍药甘草汤见于《伤寒论》第 29 条："若厥愈，足温者，更作芍药甘草汤与之。"芍药甘草汤，酸甘化阴补肝之体，又能柔肝以缓急止痛，其治病要点在于量大，唯有量大才能抑制肝木过旺，临床使用一般从 30g 开始，根据病情可加至 60～90g。对于肝炎、肝硬化、肝癌引起的胁痛，余常重用芍药，取 30～60g，甘草 15g，金银花 30g，可取得良效。

2. 木瓜配牡蛎

木瓜配牡蛎是余总结的治风之法的具体运用。在古籍中，古人盛赞木瓜治霍乱转筋神效。而牡蛎平肝息风力甚强，故二药配伍能补肝之体，止肌肉拘急之症。

3. 荜茇

荜茇味辛性热，无毒。有温中散寒，下气止痛，醒脾开胃之功效，临床上常用来治疗胃痛效果很佳。可很少有人知道荜茇是治疗头疼之要药，曾经有一验方，用荜茇、丁香、白芷、川芎各40g治疗三叉神经痛有特效。余珍藏之，因惧怕其量大而未敢使用。但从这个方的组成可看出此方应该效果比较好。

4. 川芎

川芎善治头疼，外感者能散，血闭者能痛，疗头风甚效。古方"散偏汤"载于清·陈士铎《辨证录》卷二，用于郁气不宣，复因风邪袭于少阳之经，以致半侧头痛。组方：川芎30g，白芍15g，郁李仁3g，柴胡3g，白芥子9g，香附6g，甘草3g，白芷1.5g。此方治疗偏头痛甚效。从组方来看，以川芎为君。白芷、细辛、蔓荆子辛散上行，祛风散寒，加强川芎疏散之功；香附、郁李仁直入血分，以助川芎行气活血通络；郁李仁又可治其大便干燥，是为臣药。柴胡引药入于少阳，且可载药升浮直达头面；白芥子引药深入，直达病所，兼有通窍蠲痰之功；白芍敛阴而防辛散太过，又有缓急止痛之长，皆为佐药。使以甘草，缓解急迫，调和诸药。这个古方包括配伍、剂量的大小、引经药的应用，都值得我们临床借鉴。

第二十一节 高血压：
三类上冲气水火，调理气机降血压

高血压，是一种现代常见病，我们内科教材大多从肝肾阴虚、肝阳上亢来辨治，应用于临床，疗效普遍很差。余近十年来一直致力于高血压病的思考与实践。悟出高血压的病理因素主要是三个方面，即气上冲、火上冲、水上冲。从而引起气机逆乱、气火上冲、痰湿上泛，结合经方的六经辨证，均可取得良效。

我们应理清气上冲的机理，气上冲与《金匮要略》中奔豚气有直接关系，《难经》曰："肾之积名曰奔豚，发于少腹，上至心下，若豚状，或上或下无时，久不已，令人喘逆，骨痿少气。"《金匮要略》云："师曰：病有奔豚，有吐脓，有惊怖，有火邪，此四部病，皆从惊发得之。""师曰：奔豚病从少腹起，上冲咽喉，发作欲死，复还止，皆从惊恐得之。"

1. 气上冲

气上冲见《伤寒论》条文：

（1）"奔豚气上冲胸，腹痛，往来寒热，奔豚汤主之。"

（2）"发汗后，烧针令其汗，针处被寒，核起而赤者，必发奔豚，气从少腹上至心，灸其核上各一壮，与桂枝加桂汤主之。"

（3）"厥阴之为病，消渴，气上撞心，心中疼热，饥而不欲食，食则吐蛔。下之，利不止。"

桂枝加桂汤主要从心阳虚欲作奔豚论治；奔豚汤从肝论治，肝胆风邪相引，肾中积风乘脾引起气上冲；乌梅丸证，主要是肝阳虚的基础上，虚阳上冲之证。

其特点为舌淡嫩，苔白润，脉沉弦，两尺重按无力。病机为肾阳虚衰，肝寒凝滞，夹饮邪上逆。可在治疗上考虑金匮肾气丸合五苓散，加三石汤，再加沉香、槟榔，疗效颇佳。

2. 水上冲

水上冲见《伤寒论》条文：

（1）"发汗后，其人脐下悸者，欲作奔豚也，茯苓桂枝甘草大枣汤主之。"

（2）"太阳病发汗，汗出不解，其人仍发热，心下悸，头眩，身瞤动，振振欲擗地者，真武汤主之。"

其特点为面上有水斑，口淡，舌苔水滑，脉沉弦，表现眩晕，心慌，气短，肌肉瞤动，其人面色黄、油腻，头皮出油，常腰酸。

3. 火上冲

火上冲见《伤寒论》条文：

（1）"血弱气尽，腠理开，邪气因入，与正气相搏，结于胁下。正邪分争，往来寒热，休作有时，嘿嘿不欲饮食，脏腑相连，其痛必下，邪高痛下，故使呕也，小柴胡汤主之。服柴胡汤已，渴者属阳明，以法治之。"

（2）"伤寒十余日，热结在里，复往来寒热者，与大柴胡汤；但结胸，无大热。无大热者，此为水结在胸胁也。"

《金匮要略》中风篇有云："大人风引，少小惊痫瘛疭，日数十发，医所不能治者，风引汤主之。"

火上冲多属实证，表现为眩晕，头胀，头痛，头摇，口干口苦，烦躁易怒，大便干结，舌苔黄腻，脉弦滑。火邪上冲，引动血与气，并走于上，使人薄厥。虚证，症状与实证相似，但舌诊、脉诊有很大不同。表现为面色潮红如妆，舌红、多淡嫩，口不渴或大渴喜热饮，脉大但沉取无力。这种火是虚火，也称龙雷之火，治法以引火归原，方用引火汤加减，或以温潜法即以封髓潜阳丹加味。

冰冻三尺，非一日之寒，从清水变成黄河水是一个慢慢演变的过程，所以治疗高血压病需要漫长的治理过程。目前，我在临床上常用六经辨证与气上冲、水上冲、火上冲相结合辨治高血压病多可取得佳效。

【辨证分型】

1. 太阳表实证

太阳表实证，寒水相互搏结凝滞于经络；少阴表虚证，寒邪直中三阴之证，既有寒的一面，又有虚的一面。寒邪拘急凝滞，引起血管痉挛，血压升高。对于在表的寒邪，主要是透邪外出，开通玄府，使寒邪托透而出。玄府一开，水湿津液顺势而下，但有一部分患者夹杂着热邪，或寒邪入里化热。所以在治疗时更多的是考虑开太阳降阳明，开太阳常用小续命汤。小续命汤出自孙思邈所著《千金方》，原方主治中风卒起，筋脉拘急，半身不遂，口目不正，舌强不能语，或神志闷乱等。其病机为阳气亏虚，寒邪入侵，营卫郁闭，临床上治疗脑梗死引起的后遗症，效果颇佳。后来，余应用本方治疗面神经麻痹也取得了很好的疗效。近年来，用此方治疗多例高血压病，也取得了很好的疗效。从本方的组成成分来看，由麻黄汤、桂枝汤、黄芩汤、四君子汤、附子理中汤等组成。清代的费伯雄老中医临证发挥，把小续命汤变为六经续命汤，即麻黄续命汤、桂枝续命汤、葛根续命汤、附子续命汤、桂附续命汤。临床应用经方应该善用和活用，特别是慢性久病，往往是寒中夹热，虚中夹实，非一方一法就可取效，往往是诸方合用，才能取得比较好的效果。临证应细心体悟，根据脉证来灵活把握。在运用本方的基础上，根据患者的口干、便结情况予以大黄、芒硝、桃仁等降阳明炽热之药。

关于麻黄是否能升高血压的问题，根据药理分析，麻黄中含有麻黄碱，确有升高血压的作用。我们知道很多高血压患者往往伴有心率加快等症状，在用麻黄的同时，可以与蝉衣、酸枣仁同用。如果见到老年患者脉弦硬紧，硬脉多代表动脉硬化，这时加用龙骨、牡蛎、海藻、昆布，可软化血管，同时监制麻黄升压之弊。有两种脉象应特别注意，其一，寸关脉弦大尺脉弱；其二，寸关尺三部皆浮大洪数，沉取无力。这时用小续命汤来治疗要倍加小心，特别是高血压并发症，高血压病晚期心脑肾损害引起的心衰、肾衰，心衰越重，心率越快，要充分考虑肾脉无根或虚阳外越之候。在治疗上，我们常用四逆加人参龙骨牡蛎汤打底固其下，在上可宣可透，只有根基牢固，临证才可取得比较好的效果。

2. 少阴表证

少阴表证主要表现血压高伴腰酸、腰痛、腰冷，舌苔白腻，脉弦紧，沉取无力，治以麻黄附子细辛汤合干姜苓术汤。合病颈肩疼痛者，可加葛根配牛膝。葛根分两种，一种柴葛根，一种粉葛根。透疹解肌发表用柴葛根，生津止渴通便用粉葛根，用量30～100g。牛膝分为三种，即怀牛膝、川牛膝与土牛膝。川牛膝主要活血通经、祛风利湿，常用于下肢疼痛等症；土牛膝重在清热解毒，善治咽喉疼痛及泌尿系统感染；怀牛膝既能引火下行，又能补肝肾强筋骨，特点是行中有补。治疗高血压，余常用怀牛膝与葛根配伍升降气机、调畅肝气，可通利二便。

3. 少阳证

仲景云："血弱气尽，腠理开，邪气因入，与正气相搏结于胁下。"少阳主三焦，三焦受病之后，水道、气道、谷道皆不能正常转输，枢机不利，水火气机不得升降，出现少阳相火夹饮、夹湿、夹瘀。少阳夹饮证，常表现为血压高、口干、乏力、胁下压痛、形疲面黄，舌苔腻脉弦，常用小柴胡汤加当归芍药散；少阳阳明合病，常见血压高、口干、口苦、口渴、大便干结，腹诊见腹壁紧张、按之硬满，方用大柴胡汤加石膏。

4. 少阴合并水饮证

少阴合并水饮证表现为血压高、腰酸、乏力、怕冷，舌苔白腻，两尺弱，常用四逆汤合苓桂术甘汤。

5. 厥阴病

厥阴病主要表现为头晕、失眠、口干、乏力、怕冷、舌尖红，苔白腻，脉左关弱，常用乌梅丸加龙骨、牡蛎。这种类型在高血压病中也很常见。

【验案集粹】

案1 卢某，男，45岁。2016年3月25日初诊。

现病史：患高血压病10年，血压一直波动在160/110mmHg左右，头昏，腰酸，口干口苦，大便不畅，舌淡苔薄腻，脉沉细滑尺弱。

辨证：少阳阳明少阴合病。

治法：和解少阳，温潜固下，佐以导湿。

方药：柴胡加龙骨牡蛎汤合四逆汤加味。柴胡10g，黄芩9g，半夏12g，党参10g，甘草6g，龙胆草6g，茯苓30g，泽泻20g，白术20g，磁石30g，龙骨30g，牡蛎30g，附子10g，干姜5g。7剂。

二诊：血压150/90mmHg，患者诉头昏、口干口苦好转，目前应用洛汀新10mg降压治疗，今改为5mg，脉沉缓，守前方，7剂。

三诊：病情好转，仍有轻度头昏，继续守前方，7剂。

四诊：血压105/88mmHg，大便正常，头昏好转，口不干不苦，舌淡苔白，脉右寸偏大。停西药，守前方，加葛根15g，7剂。

五诊：检查示脂肪肝，改葛根50g，7剂。

六诊：血压平稳无不适，继续以上方巩固治疗。诸药打粉，1次5g，1天2次。

按：高血压的辨证重在调气机，调气机的关键重在调气化，恢复五脏的生理功能。柴胡加龙骨牡蛎汤的辨证要点在于面宽、颈短，脉有上冲之象。选四逆汤主要是见其尺脉弱。在高血压的治疗中，葛根配牛膝可调畅气机，升清降浊，在辨证的基础上可加用。

案2　周某，男，58岁。2016年5月8日初诊。

现病史：高血压10余年，血压170/100mmHg，一直以西药控制，口干，四肢冷，舌胖苔薄白腻，脉弦沉取无力。

辨证：少阴夹饮上冲。

治法：温散水饮，镇摄水饮。

方药：四逆汤合苓桂术甘汤加味。附子10g，干姜10g，甘草10g，茯苓10g，桂枝10g，白术20g，龙骨30g，泽泻10g，寒水石30g，生姜15g，大枣15g。14剂。

二诊：测血压130/85mmHg，守前方，14剂，停用降压药。

三诊：患者诉停用降压药物后有头昏感，血压波动于150/90mmHg左右，舌稍红，苔薄白，脉弦沉取无力，守前方，改附子为20g，加葛根30g，牛膝9g。

四诊：血压140/85mmHg，相对平稳；口不干，头痛好转，舌质偏红苔白，脉弦细。继用上方14剂。巩固治疗。

按：此类患者以水饮上逆导致的高血压，故以四逆汤合苓桂术甘汤温阳化饮。水饮一化，阴霾自散。清气升，浊阴降。

案3　汤某，男，52岁。2015年5月21日初诊。

现病史：发现血压增高10年，血压一直波动在150/100mmHg左右，头晕头胀，浅睡眠，口不干，大便正常，舌苔薄腻，脉左寸关弱。

辨证：厥阴病。

治法：温肝阳，清上温下。

方药：乌梅丸加味。乌梅10g，细辛3g，肉桂3g，黄连3g，黄柏 6g，当归 10g，红参 10g，附子 10g，干姜 5g，龙骨 30g，牡蛎 30g，珍珠母 30g，钩藤 20g，甘草 10g，泽泻 10g，生姜 15g，大枣 15g。7 剂。

二诊：血压 130/85mmHg，头痛头晕明显好转，脉较前好转，继续上方，7 剂。

三诊：药后症情平稳，无明显不适，继续上方，7 剂。

四诊：近日因外感，血压 150/95mmHg，颈部不适，无头晕头胀，舌胖，脉右寸弦滑沉取无力。

方药：葛根汤加味。葛根 50g，麻黄 5g，桂枝 10g，牛膝 9g，红参 10g，附子 10g，干姜 5g，龙骨 30g，牡蛎 30g，珍珠母 30g，甘草 10g，泽泻 10g，白芍 10g，茯苓 30g，白术 20g，生姜 15g，大枣 15g。7 剂。

五诊：血压 130/90mmHg，其他无不适，继续以上方巩固治疗。

按：太阴为开，少阴为枢，厥阴为阖。厥阴不阖，升降失常，出现头昏、头胀、失眠等症状，故选乌梅丸来治疗。

案 4 丁某，男，54 岁。2014 年 5 月 17 日初诊。

现病史：高血压 1 年，血压 150/90mmHg，脂肪肝，颈部僵硬，腰酸，时有心慌及口干，大便干燥，舌淡苔白腻，脉右寸浮弦滑。

辨证：太阳阳明合病。

治法：开太阳，降阳明。

方药：小续命汤加味。葛根 100g，怀牛膝 15g，麻黄 5g，桂枝 10g，黄芩 9g，防风 10g，防己 5g，当归 10g，白芍 9g，川芎 10g，党参 10g，生石膏 30g，制附片 10g，生姜 15g，大枣 15g。7 剂。

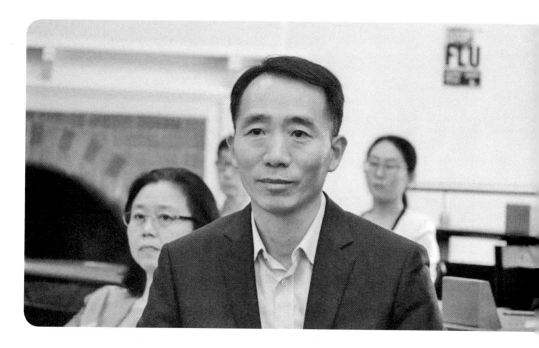

二诊：药后颈部及腰酸明显好转，血压140/90mmHg，苔、脉较前有改善，继续原方，连续用药45剂，血压一直稳定在130/90mmHg左右。

按：风邪常常引起气机逆乱，常与寒邪相互勾结。此例患者选用小续命汤开太阳，降阳明。葛根原来治疗高血压一般用量在15g左右，此例患者因右寸浮弦，颈部僵硬较重，故以大剂葛根，其一取其解肌，其二取其通便。

【临证心得】

余在临床中反复体悟高血压治疗用药的几个问题，现总结如下。

1.矿石类药的选择，余常用代赭石、灵磁石、寒水石、龙骨、牡蛎。

代赭石，色赤入心，压而镇之，特别适用以收缩压高为主的顽固性高血压的治疗，在辨证的基础上，可用 30～60g。灵磁石，色黑入肾，吸而纳之，引血下行，交通心肾，水火接济，阴平阳秘，多用于以舒张压高为主的顽固性高血压。寒水石，咸寒入肾，清热泻火，利窍消肿，主要用于高血压患者以少阳阳明口干明显；若口渴，则用生石膏。龙骨、牡蛎，镇惊安神、平肝潜阳、收敛固涩，张锡纯最善用龙骨牡蛎，主要用于固涩防脱，敛汗止泻，收中兼通，止血化瘀，气沉敛阳，平喘消痰，敛正气而不恋邪气。另外，在高血压的治疗中应用此类药主要是把虚火或虚阳潜入归肾，常与四逆汤或真武汤合用。

2. 虫类药的选择，余常用全蝎、蜈蚣、水蛭、地龙。

久病入络，全蝎、蜈蚣能迅速缓解络脉痉挛，特别是高血压病伴有头疼者，常用全蝎 3～5g 与蜈蚣 3 条，配徐长卿使用。地龙、水蛭可解决脉管浓黏凝集之象，特别适用于"三高"，即高血糖、高血脂、高血黏患者。

第二十二节 脂肪肝：

大柴胡汤祛肝热，千金苇茎祛肝积

> 余临床30载，曾诊治数十例脂肪肝患者，疗效颇佳。余认为脂肪肝大致可分寒、热两种类型。

《内经》云："肝之积名曰肥气。"系指体内肥脂之气过多地蓄积于肝脏，导致肝脏功能失调，疏泄不利的一系列病症。脂肪肝在目前发病率猛增，纠其原因，一般认为是吃得太好，运动太少，肝内脂质代谢过剩，堆积在体内。查阅古籍，常用山楂、荷叶、陈皮、半夏、泽泻等，但究其疗效却并不理想。余临床30载，曾诊治数十例脂肪肝患者，疗效颇佳。余认为脂肪肝大致可分寒、热两种类型。脂肪肝的简易诊断：患脂肪肝的轻重可以从手掌的颜色来判断。即手掌颜色深红，从深红到浅红，特别是手指的颜色，深红者重也，浅红者轻也。

【辨证分型】

1. 热型

临床表现：腹部胀大，抵抗感，口干口苦，大便黏滞不爽，舌苔黄腻，脉弦滑。

方药：大柴胡汤合千金苇茎汤。

热型脂肪肝治疗方法，一是祛其邪热——用大柴胡汤，二是祛肝之积（脂肪肝弥漫性病变，余认为是积证）——用千金苇茎汤。其中薏苡仁、冬瓜仁祛肝内之积疗效甚佳，加之桃仁活血祛积。两方合用，肝热得清，脂积得去。

2. 寒型

临床表现：腹部胀大，腰酸，乏力，口中和，舌苔白腻，脉沉弦，重取无力。

方药：以四逆汤合苓桂术甘汤加细辛。

病痰饮当以温药和之。四逆汤见《伤寒论》323条："少阴病，脉沉者，急温之，宜四逆汤。"苓桂术甘汤见于《金匮要略》："心下有痰饮，胸胁支满，目眩，苓桂术甘汤主之。"其化饮之力甚强，温化之力不足。故两方合用，温阳化饮，加细辛则温肺化饮之力胜过诸药。细辛味辛，能散，其性温，能化饮，利九窍，能引诸药入肝。

【验案集粹】

刘某，女，46岁。2015年3月15日初诊。

现病史：面黄，胃部不适，手掌暗红，实验室检查示血脂高，B超示脂肪肝，胆囊切除术后。刻诊：口干，大便稀，舌胖，脉两关不调。

辨证：肝热脾寒。

治法：斡旋肝脾。

方药：大柴胡汤加味。柴胡10g，黄芩9g，桂枝10g，天花粉10g，甘草6g，牡蛎30g，黄附子10g，炮姜10g，细辛5g，炒白术

20g，茯苓30g。10剂。

二诊：药后口干好转，大便仍溏。上方加肉桂5g、赤石脂30g，继服上方90剂。复查血脂指标完全正常。

【临证心得】

上述患者表现肝热脾寒之证，选用柴胡桂枝干姜汤。应用此方的指征主要是两关不调，或左关弦滑，右关弱。在临床中运用柴胡桂枝干姜汤治疗痤疮，肿瘤引起的发热以及糖尿病皆有非常好的疗效。近日，余学生的爷爷患老年急性化脓性阑尾炎，医院建议立即手术。学生请教于余，见其症：口干、口苦、口渴，右下腹剧痛，拒按，大便溏稀，一天3～4次，舌苔白厚腻，脉不详。余建议连夜口服中药，处方如下：

柴胡10g，桂枝10g，干姜3g，天花粉10g，黄芩9g，牡蛎30g，龙胆草10g，川楝子10g，延胡索20g，败酱草30g，薏苡仁30g，黄附片10g，忍冬藤100g，金银花40g，炮姜10g，生石膏30g，甘草10g。

第二天下午电话告知，老人疼痛十去七八，腹泻止，无口干口渴，汗出，以桂枝汤加金银花60g、大黄5g善后。

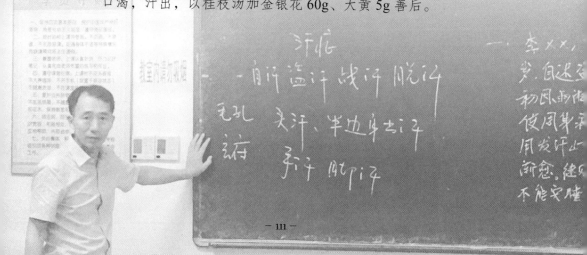

第二十三节 甲状腺功能减退：
千金首选两个方，真武加减阳和汤

> 甲状腺功能减退以浮肿，尿少，神倦，心悸少气，皮肤干燥无汗，舌淡胖有齿印，脉象沉细迟为主要症状。心脾肾阳虚为本，所以在治疗上以温补心阳，补益脾肾为主要大法。灵活运用经方，从三阴入手，特别是病本在少阴，以麻黄附子细辛汤作为抓手，可取得良效。

【验案集粹】

黎某，女，53岁。2014年10月12日初诊。

现病史：心悸，胸闷，畏寒肢冷1年余，在多家医院检查$T_3$0.9nmol/L，$T_4$56nmol/L，诊断为甲状腺功能减退。予以西药治疗，患者拒绝，求之于中医。刻诊：心悸，少气，乏力，畏寒肢冷，食欲差。舌淡，苔白腻，脉沉细迟。

辨证：阳虚寒凝。

治法：温通督脉，温阳散寒。

方药：麻黄附子细辛汤加味。麻黄3g，黄附片10g，细辛3g，茯苓 30g，白术 20g，肉桂 5g，鹿角霜 10g，阿胶 15g，熟地黄 30g。以此方加减服药近 90 剂，诸症消失。

【临证心得】

甲状腺功能减退常用两个方：阳和汤；真武汤合麻附细辛加仙茅、仙灵脾。当肢体出现浮肿的时候，首选第二方，能温补脾阳，化气行水。肢体无浮肿就用第一方。临床使用，疗效甚佳。

甲状腺处于任脉的中上部，适当结合补任脉之药——阿胶，可达到事倍功半之效。任脉行，督脉升，故温督也很重要，余常常任督同调。

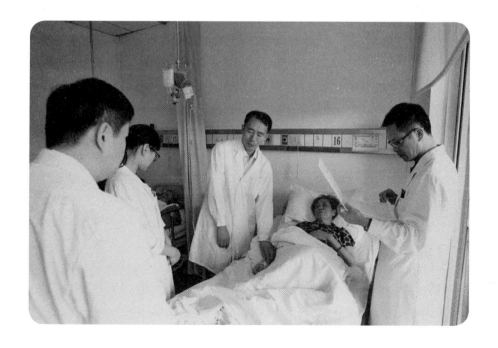

第二十四节 失音：
首辨虚实经方作底，专病专药画龙点睛

余认为寒邪是导致失音的主要原因。根据实则太阳，虚则少阴的原则，在临床辨治中多从太阳与少阴入手。起病之初，往往表现太阳之证，治疗及时可一汗而解。若失之误治，寒邪郁久，郁而化热，往往出现太阳阳明合病，故以麻杏石甘汤治疗。若其人虚者，寒邪极易直中少阴，出现太少两感证，以麻黄附子汤治疗，可取得明显疗效。

失音也称暴喑。《灵枢》载："肾足少阴之脉……其直者，从肾上贯肝膈，入肺中，循喉咙，夹舌本……喉咙者，气之所以上下者也，会厌者，声音之户也 ……人卒然无音者，寒气客于厌，则厌不能发，发不能下至，其开阖不致，故无音。"

【验案集粹】

案1 谭某，女，72岁。2015年3月10日初诊。

现病史：突发性失音1年。因过度悲伤后，突然出现失音，屡治

无效，经五官科检查也未见异常，查前医大多以滋阴养肺、滋补肝肾为主，仔细追问病史，才知道患者过度悲伤后患外感即发生失音。伴口干，大便正常，舌质正常，苔薄白，脉弦细滑。

辨证：太阳阳明合病。

治法：开太阳，降阳明。

方药：麻杏石甘汤加味。麻黄 3g，杏仁 9g，石膏 15g，甘草 6g，蝉衣 6g，玄参 12g，石菖蒲 6g，牛蒡子 9g，僵蚕 6g，天花粉 10g。10 剂。竹沥水 150mL，每次 15mL 与上方同服。

二诊：服药后，失音已经明显好转，继用原方 3 剂。

三诊：患者发音恢复正常，病人要求继续服用 3 剂巩固治疗，随访 1 年，至今未发。

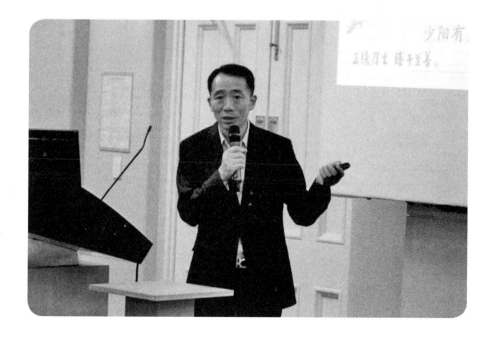

案 2 陈某，女，41 岁。2016 年 6 月 28 日初诊。

病史：突发性失音 3 月，中西医治疗皆无明显效果，追问其病因外感，初恶寒低热，咽痛，后声音嘶哑，偶尔咳嗽。医院给予输液、使用抗生素及超声雾化喷喉等治疗，效果不佳，求治于中医。查体见咽喉部苍白，不红，咽喉干，舌质淡红，苔薄白，脉沉细。

辨证：太少两感证。

治法：温透少阴。

方药：麻黄附子细辛汤加味。麻黄 6g，熟附子 10g，细辛 3g，蝉蜕 10g，石菖蒲 10g，射干 10g，玄参 10g。10 剂。竹沥水 150mL，每次 15mL 与上方同服。

二诊：药后能少许发出轻微的声音，继续用上方 1 月，声音如常。

【临证心得】

余在临床中提出，以经方作为龙头，以经验时方作为龙尾，专病专药画龙点睛。失音之患，首辨虚实，以经方作底，而专病专药，如蝉衣善"利咽开音"，牛蒡子善"利咽透疹"，石菖蒲善"开瘀散结"，鲜竹沥善"清热利窍"，在辨证基础上加用，疗效可倍增。

第二十五节 习惯性便秘：

巧治虚秘用宣肺，升降济生调三脏

习惯性便秘属于中医的"虚秘"范畴，是临床中的常见病，占门诊的 5%，其中女性患者占多数。本病还易引发痔疮、痤疮等并发症。因此能把便秘看好是一个好中医的基本功。据史书记载，明朝有个奸臣魏忠贤得了这个病，当时太医给他开了好多药都没有效果，当时有个四川的中医去看，就用了一味药——紫菀煎服，结果第二天就好了。清代的中医大家叶天士治疗便秘也常用清肺宣气法来通便，常用紫菀、杏仁、桔梗、枇杷叶等。说明本病在古代也是非常多见的。今天我们饮食非常丰富，加上缺乏运动，进食寒凉过多，工作压力过大，所以便秘的病人很多。

　　余观察患习惯性便秘病人，热证的不多，寒证、虚证的比较多见。此病与脾、肝、肾关系密切，因为脾主运化，运化失职，则水谷之糟粕积滞难下；肾司二便，肾主五液，肾虚津亏，肠道干涩难行，肝主疏泄，肝气不升，肺气不降，腑气不通，如此阳气不得宣通，阴液不得润布，湿浊壅滞，传导无力，升降机转失调，故大便不通。余之老师李士懋教授关于治疗便秘有两段著名的论述。他说，大便就像大船，在河里行走，要具备两个条件：其一是风，那是船的动力；其二是水，水能载舟。风就是我们的中气，水就是我们的阴液。故余治疗此病一般从肝、脾、肾入手，调畅气机，以扶脾滋肾为大法来治疗，在选方上余喜用《景岳全书》中一个名方——济川煎，它原来是治疗老年肾虚引起的大便秘结，余一般合用四逆散再加桃仁、郁李仁，效果非常好，具体方药如下：

当归 15g，牛膝 9g，泽泻 5g，升麻 5g，枳壳 9g，柴胡 9g，白芍 30～60g，肉苁蓉 30～60g，桃仁 10g，郁李仁 15g，甘草 6g。

本方关键点是运用升麻、柴胡、枳壳升降气机，白芍、肉苁蓉温肾通便，当归、桃仁活血通便，郁李仁润肠通便，牛膝引药下行。共奏调畅气机，温肾通便功效。本方对虚实夹杂，或者年老体虚者效果甚佳。

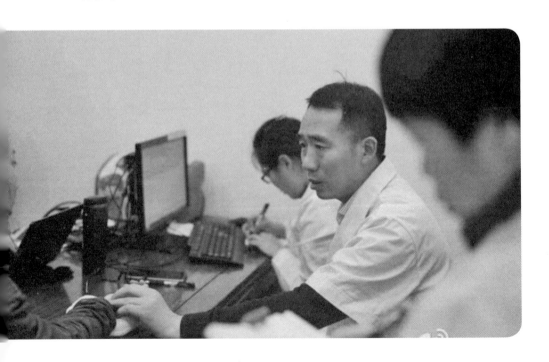

如果舌质红的，加用增液汤，即玄参30g，生地黄30g，麦冬15g来增液行舟；气虚甚者，加党参15g，黄芪30g，白术30g。此法我用了十余年，几乎百发百中。

【验案集粹】

案1 唐某，女，45岁。2010年3月10日初诊。

现病史：习惯性便秘20年，常自服排毒养颜胶囊、麻子仁丸，虽能一时有效，但停药以后即便秘如初。一月前，因为发烧后便秘加重，10天无大便，但无所苦，自服番泻叶也无疗效，求诊于中医院。医生给予中药大承气汤原方治疗，初有效果。第二天又增腹部阵痛，不能饮食，后来在医院给予输液治疗，但便秘依旧。患者深以为苦，但求一通为快，经朋友介绍来我处求诊。来诊见舌质淡红，苔白腻，脉弦滑，双尺无力。

辨证：气机失调，脾肾两虚，运化失常。

治法：增液行舟。

方药：当归15g，牛膝9g，泽泻5g，升麻5g，枳壳9g，柴胡9g，白芍30g，肉苁蓉30g，桃仁10g，郁李仁15g，甘草6g。5剂。

服用3剂后，病人电话告之，大便已通。

二诊：病人大便通畅，其他无所苦，为求根治，继续用原方治疗，共服中药35剂。停药半年，便秘未再发生。

案2 芦某，女，37岁。2011年5月17日初诊。

现病史：患者便秘七八年，大便三四天一次，最近半年来面部痤疮频发，其他无所苦，病人爱美心切，急求把面部治好，伴口微干，舌质偏红，苔白，脉弦滑数。

辨证：少阳阳明合病。

治法：通调气机，泻火导浊。

方药：当归 15g，牛膝 9g，泽泻 5g，甘草 6g，升麻 5g，枳壳 9g，柴胡 9g，白芍 30g，肉苁蓉 30g，桃仁 10g，郁李仁 15g，玄参 30g，生地黄 30g，麦冬 15g。10 剂。

二诊：大便已通，1 日 1 次，面部痤疮好转，但仍有脓头，上方加野菊花 15g，紫花地丁 30g 继续治疗。患者共服 45 剂，面部痤疮未再发作，大便通畅。

【临证心得】

调畅气机，是治疗便秘的一个法门。余常取四逆散，有升降通调之妙。无论是便秘，还是泄利后重，皆可以本方调之。对于寒秘，余一般以麻黄附子细辛来振奋肠管的阳气。仍然合用济川煎，一般 1 个月就能解决问题。

第二十六节 慢性胃炎：
养阴药中佐阳药，特荐"中药三枝花"

慢性胃炎系多种原因所导致的胃黏膜慢性炎症性病变。主要表现为胃脘痛，吐酸，嗳气，腹胀，大便失调，甚或黑便等。目前西医认为，幽门螺旋杆菌感染是慢性胃炎发病的首要原因，多采用抗感染、抑酸、保护胃黏膜等治疗手段，但疗效不佳。余研习经典，从经方入手，取效甚捷。

胃，《内经》称之为"仓廪之官"，其功能主要是"受纳，腐熟，降浊"三个方面。胃的这些功能也反映了胃的特性，即"胃主纳""胃宜降则和""胃为燥土"。胃有阴有阳，"阳"是原动力，无"阳"则孤阴不生。故余在临床治疗胃痛时，常在养胃阴的药物中佐用制附子、炮姜、吴茱萸等阳药。

肝与脾胃同在中焦，肝正常疏泄，胃才能正常和降，所以临床中常常通过调和肝脾来达到治疗胃病的目的。正如沈金鳌所说："胃痛，邪干胃脘病也。唯肝气相乘为尤甚，以木性暴，且正克也。"说明忧思恼怒，气郁伤肝，肝木失于疏泄，可以横逆犯胃，引起气机阻塞，胃失和降。实证治在少阳，虚证治在厥阴。

《素问·水热穴论》曰："肾者，胃之关也，关门不利，故聚水而从其类也。"饮入胃后，水液的输布和排泄主要依赖于肾的蒸腾气化作用，若肾的气化功能正常，则开阖有度。开，则水液得以排出；阖，则机体需要的水液得以储存。若肾气衰弱，气化功能失常，则开阖不利，常常造成胃脘痞满、腹胀嗳气等。肾的气化失常主要原因有两个，其一是肾阳虚衰，其二是肾精亏虚。

慢性胃炎的治疗必须分清寒热虚实。寒者表现为胃脘冷痛，绵绵不消，时吐清水，脉迟，治以温中健脾，方用理中汤或者吴茱萸汤加减。热者，主要表现为胃痛时候灼热感，口干心烦，便结溲赤，治以养阴益胃，方用一贯煎加减。

余总结胃炎主要有两个症状，其一是心下痞，其二是胃痛。解决好这两个症状，治疗胃炎可以十去七八。

1. 心下痞

（1）腹胀，食后尤盛，时有胃痛，吐酸，嗳气，口干，舌苔黄腻，脉濡缓，西医检查幽门螺杆菌为阳性，此为半夏泻心汤证。

方药：姜半夏 12g，黄芩 9g，黄连 6g，干姜 3g，党参 10g，甘草 6g，蒲公英 20g，牡蛎 30g，枳壳 10g，陈皮 10g。

（2）食后腹胀，乏力，面黄，口不干，大便时溏，舌苔薄腻，脉沉弱。此系半夏泻心汤的变方。

方药：姜半夏 12g，黄芩 6g，黄连 3g，干姜 3g，红参 10g，甘草 10g，仙鹤草 30g。

减少黄芩、黄连的用量，以红参、甘草、仙鹤草补气，而达到升降出入之功。因此临床重在活其法，通其辨。

（3）腹胀伴有胸闷，时有胃痛，嗳气，大便黏滞不爽，舌苔白腻，脉弦紧。此为瓜蒌薤白半夏汤证。

方药：瓜蒌 20g，薤白 15g，半夏 12g，茯苓 30g，杏仁 9g，高良姜 10g，香附 10g。

2. 胃痛

一般的胃痛从寒论治，以砂半理中汤求之。对于慢性顽固性胃痛，余在临床中辨其寒热的基础上，寒者加高良姜、香附；热者加川楝子、延胡索；瘀者加蒲黄、五灵脂，疗效颇佳。一般胃炎患者常规诊治无效的可以仔细追问病史，患者一般伴有口干口苦症状，可从小柴胡汤论治。若患者胃痛的同时伴有夜间加重、失眠者，舌苔往往厚腻，脉以左关弱为主的，以乌梅丸论治。

曾治疗一例新加坡患者，其时有胃部胀痛胀满、舌淡胖有齿印、脉沉弱，按一般温中散寒之法无效，后从舌脉辨证定为真武汤证，取效甚佳。再有食道梗阻者，从少阴来治，轻者以麻黄附子细辛汤加天花粉、牡蛎治疗，重者以填补肾精法引火汤加味也常常取得良效。

附余临床经验方：

三香汤（专治胃脘痛）：木香、沉香、九香虫。具有理气止痛功效，虚实皆可，可在辨证方基础上加用。

【验案集粹】

案 1 费某，男，69 岁。2016 年 10 月 6 日初诊。

现病史：患胆汁返流性胃炎 5 年余，加重 2 个月。近 2 个月来时感胸闷、胃痛、胃胀，夜里先寒战后发热，口干，大便黏滞，舌淡暗苔白腻，脉两关弱。

辨证：厥阴寒热错杂。

治法：温肝阳，清上温下。

方药：乌梅丸加味。乌梅10g，细辛3g，黄附片10g，肉桂3g，党参10g，当归10g，黄连3g，黄柏3g，甘草10g，川楝子5g，延胡索10g，枳壳10g。7剂。

二诊：药后胃痛明显好转，胸闷仍作，舌苔渐化，大便仍稀，脉较前有力，继续以上方加龙骨、牡蛎各30g。10剂。

三诊：胸闷消失，大便成型，继续以上方巩固治疗。

按：胃痛久治不愈者，实证治在少阳，虚证治在厥阴。左关弦滑者以小柴胡汤，左关弱者以乌梅丸。

案2 张某，女，67岁。2017年3月24日初诊。

现病史：胸闷伴胃痛、胃胀2月，时有心慌，血压150/80mmhg，睡觉前口干，大便尚可。舌淡胖有齿痕，苔白腻，脉细弦。

辨证：痰浊痹阻。

方药：温阳化痰，行气止痛。

方药：瓜蒌薤白半夏汤加味。瓜蒌20g，薤白10g，半夏10g，桂枝10g，枳壳10g，陈皮10g，丹参20g，檀香5g，砂仁5g，葛根15g，川芎10g，党参10g。10剂。

二诊：药后胸闷明显好转，无胃痛、胃胀，心慌偶作，继续以上方加甘松10g。10剂。

三诊：诸症消失，以香砂六君子善后。

按：瓜蒌薤白半夏汤原治胸痹之症，余之理解，胃之急者如胸痹状可单刀直入使用本方。正如仲景言："观其脉证，知犯何逆，随证治之。"

【临证心得】

在我的门诊当中，有很多患者通过西医的检查证实，胃中有幽门螺杆菌感染。有的人有症状，有的则症状不是特别明显。对于幽门螺杆菌感染，西医极力推行抗生素三联疗法，即克拉霉素、阿莫西林联合甲硝唑。可是一般只对少数患者有效，大多数患者幽门螺杆菌越杀越多，症状越杀越重，并没有明显的疗效，而且毒副作用较大。

余对幽门螺杆菌的理解，主要从寒、热来辨，辨证以寒证、热证、寒热错杂证三类。

寒证引起的幽门螺杆菌感染，数量不多，增生不活跃，或者处于稳定期。热证的幽门螺杆菌感染，在临床最为多见，表现的症状比较明显，常常伴有胃部糜烂、口干口臭等一系列消化道的症状，此时可以检查出大量幽门螺杆菌感染。寒热错杂类幽门螺杆菌感染，患者本身整体是寒，但是局部是热的，这个也是比较多见。

但不管是寒还是热亦或者寒热错杂，我们在辨证的基础上，根据幽门螺杆菌的特性总结出"中药三枝花"，专门杀灭幽门螺杆菌，疗效非常突出。

1. 蒲公英

蒲公英的特性是甘、寒的，是天然的抗生素，并且不伤脾胃，疗效甚至优于阿莫西林，且它没有任何副作用，是消灭幽门螺旋杆菌的一把好手。一般根据患者的具体情况和症状的轻重，连用1～2个月可以彻底治愈，剂量一般为15～30g。

2. 铁树叶

铁树叶的特性是甘、微寒，凡是苦寒的皆容易伤胃，但是甘寒的药不仅可以养胃，还可以同时杀灭细菌。自古以来就有铁树叶治疗胃部肿瘤、胃部糜烂的记载。如《本草纲目拾遗》中指出，铁树叶"治一切心胃及气痛"。我在临床中使用证实其疗效也非常突出。它既能消炎止痛，又能活血，所以是难得的一味良药。无论是胃部糜烂，还是胃部肿瘤皆可大量使用，一般用量在30g左右。

3. 芙蓉叶

芙蓉叶的特性是凉、微辛，其功效既能清热消炎，又能生肌敛疮，所以在糜烂性胃炎中大量使用可迅速杀灭幽门螺杆菌。同时对外科疮疡，久治不愈的皆有非常好的疗效，一般用量15 ～ 30g。

幽门螺杆菌感染是常见病和多发病，中医治疗病程短，疗效突出，并且无任何副作用。我的经验一般是三药同用，且一定在辨证的基础上使用，才能达到理想的效果。

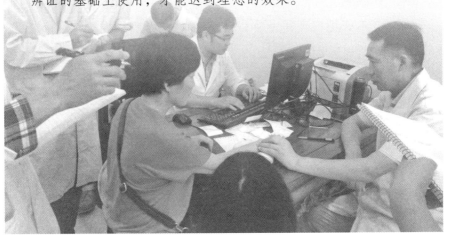

第二十七节 慢性肾炎水肿：
请君牢记三效方，水肿能得速消退

《内经》提出治疗水肿三法，即"开鬼门，洁净府，去菀陈莝"。现代中医却片面地理解或分割这三句话。余总结在治疗水肿过程中，常常是三法合用，方可取得明显疗效。

慢性肾炎的症状极为复杂，一般以水肿、蛋白尿、高血压为主症，多归于"水肿""虚劳"范畴。余从经方入手，对慢性肾炎水肿的辨治取得很好疗效。现总结如下：

仲景提出"腰以上肿当发其汗，腰以下肿当利其小便"。《金匮要略》把水肿分为风水、皮水、正水、石水和黄汗。风水、皮水属于阳水，主要是表、热、实证，石水与正水属于阴水，主要是里、虚、寒证。考其病机主要是正虚邪恋，其中以肾、脾、肺三脏气虚、阳虚为主，三焦气化失司，"水精四布"功能障碍。治疗总则以温补肾、脾、肺三脏，通利三焦为基础。

根据古人胀者多热，肿者多寒的观点，余一般选用以下三方来辨治水肿。

【辨证分型】

1. 桂枝芍药知母汤证

原方治疗"诸肢节疼痛，身体尪羸，脚肿如脱，头眩短气，温温欲吐者"。主要是治疗风湿历节之病，风湿从太阳直接侵入筋骨，流注关节，风湿相搏，留滞于少阴，与肾病的发生发展有非常相似之处。从本方的配伍来看，桂枝、麻黄祛风散寒，附子温肾助阳，托邪外出，白术、防风除湿健脾，赤芍化瘀，更以知母滋阴清热退肿。使用本方时需注意，脉象应偏浮弦，沉取无力；另外，知母的剂量是附子的2倍，这样消肿效果比较明显，若便干的可加大知母的用量，常用剂量为30g。

2. 真武汤合鸡鸣散证

真武汤配鸡鸣散，这是经方与时方的结合。真武汤治疗阳虚水泛之证，特别是重症水肿，缺少理气活血之动力；而鸡鸣散原是治疗脚气引起的水肿，此方能行气降浊，化湿通络，气血同调。故两方合用，消水甚捷。此方使用要点是舌胖大有齿印，两尺沉弱。附子的用量多在15g以上，同时加肉桂，消肿比较明显。

3. 麻黄附子细辛汤加味证

麻黄附子细辛汤，仲景之意主要治疗太少两感证。余在临床中发现，当水肿出现肺、脾、肾三脏俱病的时候，用麻黄附子细辛汤加味可达到提壶揭盖，温通肾阳，利水消肿之效。

麻黄附子细辛汤加味方：麻黄5g，附子10g，杏仁10g，黄芪30g，白茅根30g，肉桂5g，白术10g，茯苓10g，泽泻10g，细辛3g。

方中麻黄、杏仁走上焦宣肺气；党参、黄芪、白术温运中焦脾阳，助水湿输布；肉桂、附子温暖下焦肾阳，益火制水，通调膀胱气化；白茅根、茯苓、泽泻利水消肿。诸药合用，具有宣肺益气，温补脾肾，利水消肿之效。

【验案集粹】

案 1　谢某，男，40 岁。2016 年 3 月 20 日初诊。

现病史：下肢凹陷性水肿半年，有慢性肾炎病史，一直在外院进行中西医结合治疗，效果差。刻诊：下肢水肿，形寒肢冷，腰背酸痛，倦怠无力，稍劳即感胸闷气急，欲吐涎沫，小便短少，舌质淡，苔薄白，脉沉细弱。尿检：蛋白 ++++，红细胞少许，白细胞少许。

辨证：太阳太阴少阴合病。

治法：温通肾阳，恢复动力，兼以利水。

方药：麻黄附子细辛汤加味。生麻黄 3g，附片 10g，细辛 3g，泽泻 10g，杏仁 6g，茯苓 10g，桂枝 6g，白术 10g，车前子 10g，生薏苡仁 15g，山药 15g，防己 12g，生黄芪 30g。10 剂。

二诊：药后水肿消失近半，形寒肢冷好转，无腰背酸痛，继用上方 10 剂。

三诊：水肿完全消失，以后以此方为基础，根据患者的情况，脘腹满闷，纳呆便溏，加入砂仁、陈皮、鸡内金。外感明显时加入苏叶、生姜皮、葱白，舌红少苔者分别加入旱莲草、女贞子、玉竹、鳖甲之类补益阴液之药。经过 11 个月的精心治疗，患者尿常规基本正常。

按：需要特别指出的是，对于重症水肿，在麻黄附子细辛汤合防己黄芪汤基础上加杏仁，取麻、杏以"提壶揭盖"法，宣通肺气，开上窍以利下窍，特别是对于难以消退的水肿，在加入此二药后，尿量明显增多，水肿得迅速消退。

【临证心得】

凡是水肿，见脉浮，水肿部位开始先肿于面部、四肢的可定为表证，水肿多在下肢且脉沉细的可断定为里证。表里分明，进一步可根据人体体质的强弱及新病久病决定下一步治疗方案。《内经》所谓"开鬼门，洁净府，去菀陈莝"给后世提示治水肿三法，即发汗、利小便、攻下逐水。但是对于不同体质的人，特别是里虚寒的治法又在三法之外，如肾阳虚衰，常用济生肾气丸合真武汤，补泻并用，再如肾阴阳两虚的以全鹿丸壮其肾阳，补其肾阴。所以在临床中，既要灵活多变，又要辨证得当，方能做到法无定法，方无定方之境界。

第二十八节 尿毒症：
从三阴治挽狂澜，泄浊排毒大附辛

> 尿毒症属于中医的关格、水肿、癃闭、虚劳等范畴，从疾病的症状来看属于三阴同病之范畴，只是轻重不同而已。主要表现是水湿凝聚，浊邪潴留。根源在于肺、脾、肾三脏功能失调，在临床中可从三阴来论治。

《伤寒论》首辨其病，如太阳病，再辨其证审其脉，从而决定治病方法。所谓的六经病就是指太阳病、少阳病、阳明病、太阴病、少阴病、厥阴病。三阳病以表证、热证、实证为主，三阴病以里证、虚证、寒证为主。

尿毒症属于中医的关格、水肿、癃闭、虚劳等范畴，从疾病的症状来看属于三阴同病之范畴，只是轻重不同而已。主要表现是水湿凝聚，浊邪潴留。根源在于肺、脾、肾三脏功能失调，在临床中可从三阴来论治。早期主要矛盾是脏腑功能失调，主要病变在脾肾，临床可表现为少阴、太阴的证候，如腹胀、呕吐、下肢水肿等。中晚期水毒浊邪凝聚过盛，脏腑功能进一步衰竭，病理主要以邪盛正衰，水毒浊邪为主要矛盾。其症状主要表现为周身水肿，腹水，呼吸困难，甚至倚息不能平卧，尿少或尿闭。此时应从少阴入手，祛邪是当务之急。极期进一步发展，可表现为神情呆滞，嗜睡，大便溏稀，肌酐急剧升高，病情急剧恶化，势必邪气独聚，阴阳离决。此时应该泻水攻浊，以决水壅，扶正以达到阴中求阳，以防阴阳离决，祛瘀陈莝，祛邪以安正。

尿毒症的主要病机是寒热错杂、虚实夹杂、脾肾亏虚、湿热毒邪与瘀血相互交织。余通过大量的临床实践，总结出六经辨证法来辨治尿毒症。

【辨证分型】

1. 太阴少阴合病

临床表现：畏寒恶风，手足不温，甚至四肢厥冷，或腰部冷困，神疲乏力，面色暗滞，舌淡嫩苔白、脉沉微。

选方：以真武汤、附子汤加味。

2. 少阴厥阴合病

临床表现：五心烦热，失眠，头晕，口干，耳鸣，腰部酸痛，舌质偏红，脉左关弱或两尺弱。

选方：引火汤合用乌梅丸加味。

3. 太少两感证

临床表现：发热，咳嗽，腰酸乏力，下肢水肿，舌淡胖有齿印，脉沉弱。

选方：以麻黄附子细辛汤加味。

治疗原则：应遵循祛邪务净的原则。

4. 少阴少阳合病

临床表现：口干，口苦，腰酸乏力，腹胀，下肢水肿，舌质偏红苔白腻，脉细弦。

选方：以柴胡四逆汤加味。

5. 太阴阳明合病

临床表现：恶心呕吐，脘腹胀满，食欲减退，舌苔厚腻，脉濡缓。

选方：以半夏泻心汤合连苏饮、香砂六君子汤。

在临床中发现，临床调理中焦脾胃恢复脾胃之枢同样可以降肌酐。

【验案集粹】

顾某，男，63岁。2016年9月25日初诊。

现病史：患者患慢性肾炎20余年。曾经在南京军区总医院住院治疗，病情一度好转。今年1月因为感冒后出现发热、腰酸、头痛等症状行生化检查示：尿素氮16.5mmol/L，肌酐328mmol/L，遂去北京301医院治疗，未见明显好转。近20天来出现尿少、下肢水肿，伴恶心欲吐，乏力，口干，口苦，腰酸怕冷，大便正常，舌胖大，苔白腻，脉沉细滑。

辨证：少阴少阳合病。

治法：转其枢机，调其气化。

方药：真武汤合小柴胡汤合大黄附子细辛汤加味合苏叶黄连汤加味。附子15g，白术30g，茯苓60g，白芍15g，大黄15g，细辛5g，黄连3g，苏叶10g，蝉衣10g，丹参20g，菝葜15g，六月雪15g，土茯苓60g，泽泻15g，柴胡10g，黄芩9g，半夏12g，豆衣30g，白茅根30g，甘草3g。15剂。

二诊：下肢水肿好转，无恶心呕吐，舌苔减退，继用原方去柴胡、黄芩、半夏加以巩固。

方药：附子15g，白术30g，茯苓60g，白芍15g，大黄15g，细辛5g，黄连3g，苏叶10g，蝉衣10g，丹参20g，菝葜15g，六月雪15g，土茯苓60g，泽泻15g，豆衣30g，白茅根30g，甘草3g。15剂。

三诊：诸症好转，下肢水肿消失，复查生化检查：肌酐降至212 mmol/L，尿素氮14.5 mmol/L ，上方加当归10g，黄芪50g。

四诊：近日因外感出现咳嗽，口干，头痛，乏力，腰酸，舌淡苔白，脉浮弦滑。

生化检查：肌酐升至425mmol/L，尿素氮20.8mmol/L。

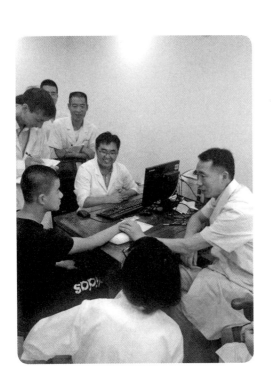

辨证：少阳太阳合病。

治法：疏达三焦，透邪外出。

方药：小柴胡汤加味。柴胡10g，黄芩9g，半夏12g，太子参10g，蒲公英20g，苏叶30g，蚤休15g，白茅根30g，金银花30g，连翘15g，干姜5g，细辛5g，五味子10g，枇杷叶15g。15剂。

五诊：患者仍偶咳，口干，无头痛、乏力、腰酸，仍以原方巩固治疗。

六诊：患者腰酸乏力，无其他不适，舌淡苔白，脉沉细两尺弱。

辨证：少阴病。

治法：填精化气。

方药：引火汤加味。熟地黄60g，天冬10g，麦冬10g，五味子10g，肉桂3g，山药30g，山茱萸20g，牡丹皮10g，茯苓10g，泽泻10g，崩大碗30g，六月雪30g，车前草30g，夏枯草30g，蒲公英30g，丹参20g，黄芪50g，当归10g，地龙15g。15剂。

以此方加减巩固至今。复查生化检查：肌酐125 mmol/L，尿素氮12.8 mmol/L。

按：一诊因为患者下肢水肿伴怕冷、口干口苦、舌淡胖，故选用真武汤合小柴胡汤打底，温肾阳，蒸腾气化水液，大黄附子细辛汤温下兼施，彻上彻下，温通寒积，乃温下法的典范。苏叶黄连汤出自薛生白《湿热病篇》的连苏饮，是治疗湿热呕吐之圣药，能降浊排毒。治疗呕吐不止，用黄连0.9～1.2g，苏叶0.6～0.9g两味煎汤，呷下即止。黄连不但苦寒治湿热，且能降胃火之上冲。苏叶味甘辛而气芳香，通降顺气化浊独擅其长，然性温散，与黄连配伍有辛开苦降之功。胃气以降为顺，湿热蕴阻于胃，而致胃气上逆，故呕昼夜不止。《内经》病机十九条谓："诸逆冲上，皆属于火。"故用黄连、苏叶清热化湿，降逆上之火。此方药简，量轻不及钱，但止呕之力强。对呕吐不止的患者，以此方之少量频服，屡试屡验。如症状偏寒者，本方加生姜3片，伏龙肝泡水煎药服之。此患者属寒湿，黄连与附子合用，无伤阳之弊，且小量的黄连有健胃、增进饮食之功效，加用活血、利湿排毒之品，可奏佳效。

【临证心得】

从中医来看，肾功能不全属于全身性疾病，关键在于毒素的排出。西医只有通过透析办法来代替肾的功能，而中医认为是正气虚，特别是肾阳虚衰所致。在尿毒症早期阶段，常出现尿多，是肾阳虚不能约束膀胱，收藏失司，而后期常常会出现尿少，甚至无尿，因古有"阳主开，阴主藏"之说。阳衰不开，不开则不能排泄。阴阳互根，阳损必然导致阴伤，而阴主藏精，阳虚不能气化，阴精不能收藏而下漏，致蛋白大量排出。所以治疗尿毒症，第一步应该认识到肾阴肾阳皆亏损，在治疗上应该峻补肾阳扶其功能，解除危机，峻补肾阴助其功能修复，精藏则正复。

上述是根据余之临床总结出来的六经辨证法则，其中泄浊排毒是治疗尿毒症的重要手段，那怎么来泄浊呢？中医的办法很多，可发汗，可通利二便，可以蒸腾气化。祛邪法分为三类，即汗法、下法、填精化气法。

1. 汗法

慢性肾衰，尿排不出来，相对皮肤毒性增加，此时可考虑汗法。但是把握的原则是见浮肿伴有尿少者可用此法，以麻黄汤或越婢加术汤来开太阳，对于实证可取效一时。对于尿毒症晚期以正虚为主的，以上二方不能胜任，当考虑温托宣透法，麻黄附子细辛汤主之。

2. 下法

病邪壅结于内可用下法，下法有温下、寒下之别。

（1）温下法：常用大黄附子细辛汤与温脾汤。温脾汤是温补结合的，大黄附子汤是温散结合的。相比来讲，大黄附子汤证是一种寒实积滞，也是里寒积滞实证；温脾汤证是虚实夹杂证，这是两个方子的区别。

（2）寒下法：常用己椒苈黄丸、桃核承气汤、葶苈大枣泻肺汤。

下法就是通利二便之法，是治疗尿毒症救急之法，用之得当，可力挽狂澜，而大黄附子细辛汤是泄浊排毒最好的方剂。其中大黄能通便泄浊，排泄毒素，活血化瘀，改变肾内微循环；附子鼓舞肾气；细辛拨动肾气，大黄配附子泄浊而不伤阳，助阳而不碍邪。此法可以暂用，而不可久用，一旦浊阴蠲除，即转扶正固本，时时顾护阳气，是治疗疑难病一大法门。另外，白茅根、泽泻、车前草、旱莲草、益母草、马鞭草、通草皆可以随症选用。其中有两味中药比较重要，即崩大碗与六月雪。

3. 填精化气法

肾病日久，气血阴阳俱衰，五脏功能俱虚，因此在治疗中要时时顾护正气。求得一分真阳，可得一分真阴。补肾法不等于只用肾气丸，肾为先天之本，元气之所居，肾虚除了有肾阳虚、肾阴虚，还包括肾气虚、肾精亏虚。其中，肾阴虚治以六味地黄丸；肾阳虚治以金匮肾气丸；肾气虚治以三参汤；而肾精虚治以引火汤和五子衍宗丸加味，填精化气。从而使气化开，清阳升，浊阴降。

尿毒症阶段，肾性贫血非常严重，主要由于大量蛋白丢失，气阴亏损，贫血貌患者往往乏力明显。肾精亏损，无不导致肾气虚损，所以在治疗中既要补气又要补血，当归补血汤是非常好的选择。当归可以根据患者的大便情况来决定其用量，如果大便干，当归用 30g，大便稀则一般 5 ～ 10g。在肾病治疗中黄芪也是非常关键的一味君药，如张仲景《金匮要略》中的防己黄芪汤。在慢性肾病期，黄芪尤其重要，因蛋白大量丢失，气虚比较明显，故可以重用黄芪。此时黄芪可用至 100g，可升中气，补大气。一般情况下黄芪 30 ～ 60g 即可。

慢性肾脏病晚期，水液大量潴溜，血液瘀滞，如《内经》云："血不利则为水。"所以在晚期尿毒症期，余常用"广当益芍芎"，即广木香、当归、益母草、赤芍、川芎在辨证方药中灵活应用。也可以学习朱良春老师之法在辨证方基础上加用黄芪配地龙，关键是把握每一味药的药性，有针对性去用。这些活血化瘀药可以改变肾内循环，增强全身及肾脏的修复能力，有利于肾脏功能的恢复。

下面谈一下尿毒症治疗中几味常用药的运用。

1. 土茯苓

土茯苓气味甘、淡、平，无毒。据《滇南本草》记载，其"治五淋白浊，兼治杨梅疮毒、丹毒"。《常用中草药彩色图谱》载其"治疗风湿性关节炎，腹痛，消化不良，膀胱炎，是解毒利湿之要药"。土茯苓能清血中之热毒，一般用来治疗梅毒，淋浊，火毒痈疖及汞中毒之肢体拘挛。土茯苓由于能利湿清热，解血中之毒，故在尿毒症当中可大量使用，常用剂量以 60 ～ 240g 为宜。

2. 防己

防己辛平无毒，《本草纲目》载："东垣老人曰：本草十剂云，通可去滞，通草、防己之属。夫防己之大苦寒，能泻血中湿热，通其滞塞，亦能行大肠，通小肠，泄阴泄阳之药……至于十二经有湿，壅塞不通，及下注脚气，暨膀胱积热非此药不可，真行经之仙药无可代之者。"

《肘后备急方》记载防己可解雄黄毒。

3. 崩大碗

崩大碗，其性凉，味甘、辛，入肝、脾、肾经，具清热解毒、活血、利尿的功效。《广东中药》载其"消暑热，祛湿热"。可用于治疗麻疹，肝炎，感冒或中暑的高热，鼻衄，胸肋膜炎，胃肠炎，齿龈炎，喉炎，洗敷疔痈肿毒，湿疹皮炎，婴儿红臀等。关于崩大碗用量，余在临床中摸索，当用 10g 时疗效平平，当用至 30g 时疗效倍增，用至 50g 时效果可以达到最大化。

4. 六月雪

六月雪具有疏风解表、清热利湿、舒筋活络功效。此药既能祛风解表，又能清热利湿，还能活血，是治疗慢性肾衰的一味良药。

5. 附子

附子辛甘，热，有毒，可温阳，通行十二经，其性可升可降。在慢性肾功能不全的治疗中，由于湿热久稽，以致气阴及营血耗竭，气损虽可及阳，但阳虚处于从属地位。根据"善补阳者，必于阴中求阳，则阳得阴助而化生无穷"的法则，有两种配伍方法：一种是附子配伍熟地黄；另一种附子配伍生地黄。附子的剂量一般是 5～10g 为宜。

第二十九节 痛风：
献出老师经验方，专病专药土茯苓

> 历代医家对痛风的认识多源于外邪或兼加郁火致病之实。余认为，痛风主要病因病机系脾肾亏虚为本，内生湿或者痰浊留着血脉所致。

在痛风的发病过程中，血、浊、痰、郁始终贯穿疾病的整个过程，此为标象。其本主要是脾、肾二脏清浊代谢紊乱所致。脾肾功能不足，功能失健，导致运化、气化、蒸化失常，水谷精微可以化为湿浊、痰饮、瘀血，不能排出体外而停留在体内，阻碍气血运行。同时浊瘀又损伤脏腑，相互为因，形成恶性循环，这就是痛风关节炎反复发作、缠绵难愈的内在病因。脾肾不足，功能失调是发病的病理基础。急性期以清热、逐瘀化痰浊治其标，慢性期以调补脾肾治其本，这样可以杜绝痰湿浊瘀的产生，从而抑制或者减少尿酸的形成。

【辨证分型】

1. 急性关节炎期

疼痛是痛风的首发症状。起病急骤，发作频繁，关节疼痛、肿胀、红肿、麻木、屈伸不利，有时伴有发热，恶寒，口渴，小便黄赤、大便干结，舌苔黄腻、舌红，脉象多细数。

此时急则治其标，方用《温病条辨》之加减木防己汤。

原文：暑湿痹者，加减木防己汤主之。

防己六钱，桂枝三钱，石膏六钱，杏仁四钱，滑石四钱，白通草二钱，薏仁三钱。

具体服法：（1）水八杯，煮取三杯，分温三服。（2）见小效不即退者，加重服，日三夜一。

加减木防己汤，为《温病条辨》第一方，吴鞠通将其作为治痹的一个主方，确实有非常好的效果。但是本病光靠这个原方不行，加减木防己汤力量比较弱，主要看它如何加减。常见加减：脾肾亏虚者加附子、石膏；尿路结石加金钱草、海金沙、穿山甲；关节红肿、灼痛加羚羊角或水牛角、生石膏、黄柏；疼痛剧烈加全蝎、蜈蚣、没药；关节漫肿、结节加僵蚕、白芥子；关节僵硬变形加穿山甲、蟑螂虫、僵蚕、蜂房、蜈蚣来破瘀散结，消痰软结。百合配车前子，在所有的类型中均可加入这两味药，来泄浊、降低尿酸，此属于专病专药的范畴。

外敷：五倍子、黄柏、冰片为主，佐以大黄、赤小豆。

2. 慢性痛风性关节炎期

此期具体表现为关节疼痛缓解，红肿不太明显，有时候关节屈伸不利，伴有腰骶部疼痛，足根部疼痛。舌质少华，舌淡苔白，脉象沉弦。

缓则治其本，方用桂枝附子汤、甘草附子汤、白术附子汤三个合方。

3. 缓解期

缓解期关节疼痛不太明显，出现尿酸高为主的舌苔腻，此时常用土茯苓 30 ~ 100g，黄柏 10g，威灵仙 30g，百合 20g，萆薢 10g，苍术 10g，车前子 20g，薏苡仁 30g，苍术 20g，僵蚕 10g，大黄 5g，石韦 30 ~ 60g，泽兰 10g，泽泻 20g，山慈菇 3 ~ 5g。此方系李建明老师经验方，对降低尿酸有非常好的效果，可以促进浊毒泻化，瘀结解除。

【验案集粹】

案1 陆某，男，21 岁。2014 年 10 月 6 日初诊。

现病史：右脚大踇指疼痛半年，检查尿酸 480μmol/L，小便偏黄，口不干不苦，余无不适，舌苔白腻，脉寸关细弦，两尺弦滑。

辨证：湿热下注。

治法：清利湿热化浊。

方药：三妙散加味。土茯苓 30g，苍术 10g，黄柏 10g，威灵仙 10g，百合 20g，萆薢 10g，苍术 10g，车前子 20g，薏苡仁 30g，大黄 5g，石韦 20g，泽兰 10g，泽泻 20g。14 剂。

二诊：药后关节疼痛明显好转，大便时稀，苔腻较前好转，脉沉细弦。改方从温阳入手。

方药：桂枝 20g，肉桂 10g，炒白术 60g，制附子 15g，茯苓 60g，百合 20g，车前子 15g，山慈菇 5g。15 剂。

三诊：近日查尿酸 329.6μmol/L，苔净，继续巩固治疗。

按：证变方变，此患者初诊表现湿热下注的证候，以三妙散清之。当湿热尽去，阳虚之本显现，故以四逆汤和苓桂术甘汤温阳化饮。

案2　陈某，男，40岁。2014年8月16日初诊。

现病史：有痛风病史10余年，经常反复发作，近日尿酸检查522μmol/L。刻诊：乏力，大便干，头昏，舌淡苔白，脉两寸弱。

辨证：中气不足。

治法：升提中气。

方药：补中益气汤加味。黄芪24g，白术10g，当归10g，柴胡5g，陈皮6g，升麻5g，红参10g，巴戟天10g，仙灵脾15g，仙鹤草30g，大黄3g，附子5g，细辛3g，磁石30g，甘草10g。10剂。

二诊：患者乏力好转，仍然大便干，近日因饮酒自感口苦，右脚大蹈指疼痛明显，局部灼热，苔黄，脉细弦滑。

辨证：三焦火盛。

治法：疏达三焦。

方药：小柴胡汤合木防己汤加味。柴胡10g，黄芩10g，龙胆草10g，牡蛎30g，防己15g，桂枝9g，石膏60g，杏仁12g，滑石12g，白通草10g，薏苡仁30g，羚羊角粉0.5g（冲服）。15剂。

三诊：药后口干，便干明显好转。继续以上方治疗。

四诊：蹈指疼痛好转，其他无不适，舌苔薄腻，脉两尺弦。

方药：萆薢60g，土茯苓60g，威灵仙15g，苍术15g，黄柏15g，丹参30g，羌活10g，甘草6g，僵蚕10g，大黄5g，决明子10g，防风30g。20剂。巩固治疗。

按：痛风饮酒极易复发，且常常表现少阳阳明之热，选方以小柴胡汤合木防己汤加味治疗。

案3 何某，男，40岁。2015年6月19日初诊。

现病史：痛风3年，检查示尿酸值约756μmol/L，近日右下肢疼痛，服用秋水仙碱控制，效果较差，膝盖不能弯曲，口苦口干，大便正常，舌苔白腻，脉弦滑。

辨证：湿热痹。

治法：清利湿热。

方药：加减木防己汤。木防己10g，生石膏50g，寒水石30g，桂枝10g，杏仁10g，香附10g，土茯苓60g，威灵仙30g，伸筋草30g，黄柏20g，苍术10g，百合20g，车前子20g，山慈菇10g。7剂。外用冲和散外敷。

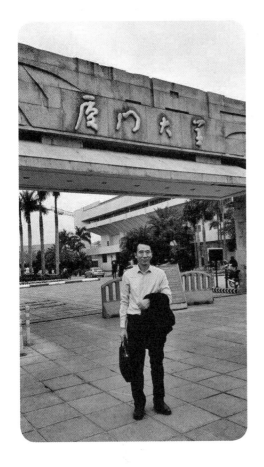

二诊：药后疼痛、口干口苦好转，舌胖苔白腻，脉弦较缓。继用上方加附子15g。7剂。

三诊：药后无疼痛，舌淡胖有齿印，脉缓。继续上方20剂，以求巩固治疗。

按： 痛风急性进展期，一般表现木防己汤的证候。后期阳虚证候显现，可逐步加大附子用量，达到温阳泄浊之功效。

案4　陈某，男，42岁。2015年5月13日初诊。

现病史：患痛风12年，尿酸540μmol/L左右，1年反复发作5～6次，以脚踝及手腕疼痛，无红肿。伴乏力，怕冷，脚上有水泡，舌胖大有齿印，苔薄白，脉沉弦沉取无力。

辨证：寒湿痹。

治法：温阳散寒。

方药：桂枝附子汤加味。桂枝20g，白术30g，附子30g，百合30g，车前子15g，甘草10g，泽泻10g，威灵仙30g，延胡索20g，山慈菇5g。15剂。

二诊：诉手脚疼痛稍减轻，怕冷消失，药后口干，舌苔黄腻，脉细弦滑。

方药：萆薢30g，土茯苓30g，威灵仙30g，黄柏20g，苍术10g，百合20g，车前子20g，薏苡仁30g，大黄10g，石韦10g，泽兰10g，泽泻30g，僵蚕10g，防风6g。10剂。

三诊：患者诉手脚偶有痛感，不需要药物控制，舌胖淡红苔薄白，改土茯苓为60g，余同前，继续巩固治疗。

按：痛风稳定期一般从阳虚论治，余常把附子汤、白术附子汤、桂枝加附子汤三方合用来治疗浊瘀痹。

【临证心得】

治疗本病时，土茯苓的用量通常为60～100g，此为专药技巧。在急性发作期，特别是发热的时候用附子配石膏。轻度红肿灼热不太明显可以运用寒水石。朱老提倡用寒水石治疗痛风，在热邪较盛阶段使用，治疗效果是很好的。

透骨草与伸筋草的用法区别：透骨草多用于关节游走性疼痛，伸筋草常用于关节屈伸不利。透骨草有肾脏损耗作用，肾脏不太好的可用透骨草10g，伸筋草30g。

羚羊角为治疗痛风比较重要的一味药，在急性期可以短暂使用1～3天，可以用1g冲服并配合汤药。关节红肿、灼热、疼痛严重时可用羚羊角，在东汉之前即有此法。

桑枝、松节、威灵仙、炒延胡索，都可以适当加用，有良好的疗效。

在此附民间经验方供同道参考：半夏、黄芩、黄连、山慈菇、阿胶，主要治疗某个时期的痛风关节炎，舌苔黄腻，脾胃情况不好时，可短暂使用几天。

第三十节 前列腺肥大：
寒热错杂最难调，高效专药请收藏

> 余认为，前列腺在生理方面属于肾的外系，它的功能靠肾的气化来完成，它的疏泄靠肝的功能来完成。同时它又是任、督二脉的交汇点，其功能受任脉、督脉的影响比较大。所以前列腺的病变与肝、肾、任脉、督脉关系密切。
>
> 在病理上早期以湿热为主，中期以湿热与瘀互结，晚期肾阳虚衰、湿热瘀浊等虚实夹杂，极易引起癃闭症。

本病病机可归纳为气化失常。小便通畅与否，是否是点滴而下，全在气之化与不化。然气化之因有湿热郁闭而不气化，也有中气下陷而气虚不化，有上窍不开、下窍之闭而不气化者，也有因有阴无阳而不气化，有阳无阴而阳无以化，还有因为瘀热阻滞，膀胱不利，腑气不通因而无法气化者等。临床中往往是多种病因合而致病，如老年患者，本身肾气衰弱，加上中气不足，夹痰夹瘀，导致虚实夹杂之证。

【验案集粹】

案1 陈某，男，75岁。2015年6月10日初诊。

现病史：小溲点滴难下1周。患者初起夜尿多，本人未予重视，后渐出现小腹胀满，小便点滴难下，在人民医院诊断"前列腺肥大"，建议手术切除，患者拒，求于中医。刻诊：小便点滴溢出，混有血色，茎中作痛，阴茎冷缩，形寒肢冷，口干，苔腻而厚，舌质淡白，脉两尺弱。

辨证：肾阳虚衰，湿热壅滞。

治法：寒热并用，滋肾通关。

方药：真武汤合滋肾通关丸加味。知母6g，黄柏10g，肉桂3g，琥珀5g，马鞭草30g，制附子10g，炮姜10g，白术30g，茯苓30g，当归10g，女贞子30g。3剂。

二诊：药进3剂，小便已通，疼痛若失，腻苔退，以金匮肾气丸

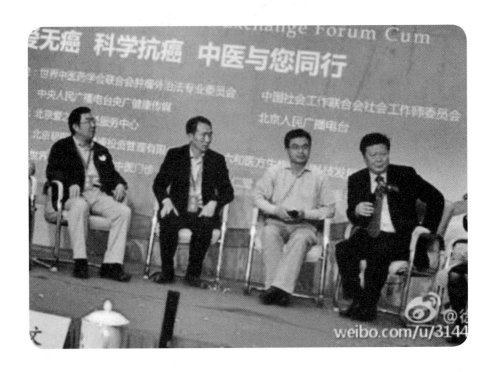

善后。

按：寒热错杂之证最为难调，在临床中以附子配黄柏既能清其热，又能温其寒。马鞭草为清热利湿活血，是前列腺炎或宫颈炎的专药。

案2　黄某，男，65岁。2015年7月23日初诊。

现病史：尿频伴夜尿多达10余次，有前列腺肥大病史5年余，病情时轻时重，一直服用前列康治疗。面色㿠白，夜尿多，小便时无疼痛，口不干，二便正常，舌暗苔白薄腻，脉两尺弦紧。

辨证：肾阳虚衰，膀胱失约。

治法：温补肾阳，化瘀散结。

方药：附子10g，白术30g，韭菜籽15g，女贞子30g，水蛭5g，鸡内金50g，菟丝子30g，生甘草6g，鳖甲10g，半枝莲10g，肉桂5g，淫羊藿30g，鹿角霜10g。10剂。

二诊：药后夜尿明显减少，口不干，上方加桑螵蛸10g，继续巩固治疗。

按：前列腺肥大以肾阳虚衰，表现夜尿增多的非常多见。多以温阳益肾化瘀法治疗。

【临证心得】

临床见实证者，以祛邪为先。一般临床中见到的皆见苔腻或黄腻，或见苔根腻，症状表现为小便淋漓不爽或疼痛者，可从湿热考虑，选方以当归贝母苦参丸为主方，适当参入半枝莲、虎杖等清热解毒之品。若见舌暗脉涩者，可考虑化瘀，如水蛭、土元等化瘀之品皆可应用。目的在于祛其邪，调其气机，通其闭涩。

若见其虚者，应补虚。但一定要分清虚在哪里，是宗气、中气、肾阳还是肾阴。一般肾阳虚衰最为多见，可以考虑真武汤或者肾气丸等。同时注意补任督二脉亏损之症，可加用阿胶、鹿角胶等血肉有情之物，菟丝子、女贞子也是余善用之对药，量可重用至30g，对缩小前列腺有很好疗效。另附两张余总结出的效方，供同道参考。

1.屡用尿闭效方

主治：各种原因小便不通，点滴不出，胀痛欲死者。

组成：生田螺10个，麝香1g，生葱6根，捣烂，贴肚脐，6～12小时1次。

2.屡用效方癃闭散

主治：前列腺肥大。

组成：穿山甲6g，肉桂4g。

按：穿山甲化瘀散结通络，肉桂温阳散寒气化，对前列腺增生肿块缩小、解除尿路梗阻及减轻炎症渗出屡用屡效。

第三十一节 顽固性咳嗽：
六经入手配专药，经验时方疗效佳

> 余认为，顽固性咳嗽患者多与体质偏虚，夏季饮冷，空调过度使用，空气污染等关系密切，经常规镇咳及抗感染药物治疗往往难以奏效，严重影响患者的工作和生活。

余总结，咳嗽可依《伤寒论》六经来辨证。六经以三阴三阳为主线，但在咳嗽辨治中多二经合病或多经并病。如见咳治咳，非但无效，且极易造成肺气郁闭，要进一步辨清寒热虚实，在表还是在里。是表邪夹饮，少阴夹饮，还是少阳夹饮。

从西医的病名来看，咳嗽多见于咽炎、喉源性咳嗽、过敏性咳嗽、支气管炎、支气管哮喘、肺炎、肺癌等。若失治误治，易成痼疾，反复难治。特别是近年来在临床上见到多例顽固性咳嗽，经过西医诊断，有的连续输液一月而无明显好转；有的患者咳嗽一年，昼轻夜重；有的以喉痒干咳为主。

正如《内经》所言："五脏六腑皆令人咳，非独肺也。"自古以来，历代医家论述咳嗽甚多，而治疗咳嗽方剂更是多达上千种。正所谓道多而路歧，致使临床辨证复杂难以把握。但其中不管何种病因致咳，其病机皆涉及肺脏。对于慢性咳嗽，本气先虚，外受邪气，寒热错杂多见。所以在辨证治疗中要辨伪求真，首先要辨清是外感咳嗽，还是内伤咳嗽。

外感咳嗽以祛邪为先，内伤咳嗽要探究其阴阳、寒热与虚实。阳虚多夹水湿内停，阴虚多见虚火内灼，实则痰饮窃踞，虚则脏腑气衰。虚中有实，由寒化热，但总的病机是肺失清肃，肺气上逆。余在临床中常从六经入手，配合专病专药，可获明显效果。

余在临证之初，曾在南通市中医院跟随蒋仰山老师学习儿科。蒋老师与儿科泰斗江育仁皆是上海中医学校毕业，善长治咳，门诊每天100～200人。蒋老治咳善用宣、清、降三法治疗儿童咳喘，基本上能解决90%的咳嗽。具体来说有以下治疗特点。

宣以麻黄为主。治咳机理：肺以宣发、肃降来维持呼吸功能，以宣发为主导，只有宣发才能肃降，凡咳嗽伴胸闷气紧而咳，皆以麻黄先开肺气，防止肺气郁闭。因肺气痹阻，皮毛闭塞，痰饮、水湿难以气化。体虚可以用炙麻黄，也可用麻黄配麻黄根，一发一收使肺气得以宣通。

清肺常用黄芩、生石膏。这两味药在临床中常用于肺热咳嗽。但临床中见久咳往往属寒热错杂，所以李时珍在论石膏时就明确指出，对于咳嗽，不管寒热皆可大胆用之。究其原因，蒋老认为，用石膏治咳嗽相当于卤水点豆腐，特别是清稀的肺痰经过石膏使用后，往往积液变稠，极易咳出而愈。上海中医药大学裘沛然教授曾介绍很多慢性咳喘从舌脉来看一派寒象，单用温阳药有小效，后加用黄芩、石膏、龙胆草后反疗效大增。这更加证明了慢性咳喘大多寒热错杂。近日研读《千金方》，孙师用药更是寒温并用，阴阳互调。如寒证中加寒药，热证中佐以热药，温补中佐以寒凉，这些处方看起来杂乱，使人难以理解，但疗效甚佳，以后可专门来讲解。

降气以桑白皮、枇杷叶、枳壳、桂枝为主。降气之理在于气顺则痰降，降气即降火。降火即消炎，降火即止血。可用于治疗肺咯血——火降则血下。

蒋老常用经验方：麻黄，杏仁，甘草，黄芩，桑白皮，白前，枇杷叶，款冬花，桃仁。以宣、清、降三法同用，咽痒加蝉衣、防风、僵蚕；风热加红花、虎杖；风燥加天花粉、芦根；风寒痰稀合用干姜、细辛、五味子；咳甚加天浆壳、天竺子。

临床久了，患者越来越多，颇感单用此方治疗咳喘疗效欠佳。余在临床中逐渐摸索，发现从六经来辨证治咳嗽可执简于繁。

余认为，咳嗽可按六经来辨证分型。

1. 太阳表证

以外感风寒证最为多见，以麻黄汤为主。这个"寒"我们要分清是外寒还是内寒，还是内外皆寒。外寒主要表现恶寒，发热，全身关节疼痛为主，舌淡苔白，脉浮紧，首选麻黄汤；内寒主要表现咳喘，乏力，无神，口中和，脉细弱，首选麻黄附子细辛汤；内外皆寒主要表现咳喘，痰液清稀，手指皆冷，舌淡苔白，脉微细，首选四逆汤。

寒主收引，凝滞，极易闭肺，所以开太阳之孔窍，温脾肾之阳，特别常见的是太阳夹饮证，也称外寒内饮证、小青龙汤证。这个大家非常熟悉。从临床观察来看，小青龙汤证可以有表证，如鼻流清涕，也可无外感症状，但内饮一定存在，表现痰鸣声及干湿性啰音。咳嗽痰多清稀如水样，舌苔一定要水润，脉象多为浮紧、浮弦、弦紧等。咳嗽特点为夜里加重，白天好转。余在临床中使用小青龙汤时，发现本方化饮之力不足。故余常用三子养亲汤，喘甚，余用葶苈大枣泻肺汤。临床证候复杂多变，特别是慢性支气管炎继发感染，往往表现小青龙汤证，但正气偏虚，脉象往往是浮而无力，这时需根据证候变化情况予以小青龙加红参、附子，从补肾阳入手，由少阴出太阳，扶正祛邪才能达到治愈的目的。饮邪常常易化热，表现为舌质红或咽部充血，这时可合用石膏来清热。

在临床中，余还应用小青龙汤来治疗荨麻疹及性早熟。主要抓住舌苔水润、脉浮弦这一辨证要点，就可达一击即中、药到病除之效。

若用小青龙汤之后无鼻塞流涕等证状，可改为苓甘五味姜辛汤或张锡纯的从龙汤善后。苓甘五味姜辛汤为治寒痰常用方剂，以咳嗽、痰稀色白、舌苔白滑、脉浮紧为辨证要点。《金匮要略》痰饮篇曰："冲气即低而反更咳，胸满者用桂苓五味甘草汤去桂加干姜、细辛以治其咳满。"所以在咳嗽的后期阶段，若出现苓甘五味姜辛汤证可大胆使用。这里特别要指出的是，张锡纯善用的从龙汤也是治疗外寒已解，痰饮潴留之良方，方中牛蒡子配苏子、葶苈子专治小儿哮喘性咳嗽有佳效。

2. 少阳郁热夹饮证

这种类型常有两种情况：①以咳嗽伴有口干口苦，又有手足冷或腰酸腰痛症状，舌质可偏红苔腻，脉弦紧，沉取无力。此为少阳少阴合病，以小柴胡汤合用四逆汤加味。②咳嗽伴口干而脉沉者为泽漆汤证。泽漆汤咳嗽特点多迁延，咳嗽时间长，凌晨或早上起床后加重。在使用泽漆汤证时，常去桂枝，因泽漆汤证患者皆咽部红，所以去之，常加挂金灯。泽漆也叫腹水草，主治水气病，也治淋巴结肿大。余曾在《验方新编》中得一治疗肝硬化腹水的验方。后以泽漆 10 斤加水煎，加蜂蜜后做成泽漆膏主治淋巴瘤。

人体循环分为血液循环与淋巴循环。泽漆汤善治淋巴循环，可祛水饮瘀滞。在淋巴癌治疗中，余常用此方。近日还治疗一例淋巴癌患者，舌淡胖有齿痕，皆以此方加减，重用穿山甲、猫爪草。临床控制疗效不错。

3. 太阳少阴合病

治用麻附辛汤。用方要点：面色㿠白，恶寒较甚或腰部冷痛，鼻塞流涕，咳喘夜重，对冷空气敏感，舌淡胖苔白腻，脉右寸多沉细。

4. 太阳阳明合病

临床表现为咳而汗出，舌苔黄腻，痰黄，咽部充血，脉滑数。可用苇茎汤合小陷胸汤。

5. 太阳少阴少阳合病

临床表现为咳嗽时间较长，口干，咽痒，咽干，夜间咳嗽加重，舌淡苔白，脉细弦。可用小青龙汤合小柴胡汤合麻附辛汤。

最后讲一种最常见的过敏性咳嗽。现在大人小孩极易患此症。过敏性咳嗽也称变异性哮喘，体质以阳虚为多见。主要特点是咳嗽以早晚为主，运动后加重，对气味特别敏感，对抗生素及雾化治疗效果皆不佳，以呛咳比较明显。这种咳嗽，余常用二麻四仁汤。此方系陈苏生老师经验方，使用起来非常应手。麻黄配麻黄根，一散一收；桃红配杏仁，一个治气分一个治血分；郁李仁配白果仁，一发一收。在此基础上常加车前草、佛耳草，收效非常快。后期巩固期可改六君子汤，合用桂枝加龙骨牡蛎汤。龙骨与牡蛎是一组对药，对改善体质及对疾病进展起到一定截断作用。

还有一个特别重要的方——再造散。这是治疗阳虚外感方。再造散出自《伤寒六书》，原方是散剂。本方方名很有意思，再造是造什么呢？古人的理解是：①重新给予生命。多用于表示对重大恩惠的感激；②泛指再生、复活；③重新创建。我的理解是指再生人体的免疫防护功能。本方由参附，芪附加祛风药组成。重点从肾论治，风药能解除支气管痉挛与高敏状态，加参附、芪附以固本固表，是过敏性咳嗽后期一个非常重要的调理方。临床上可打成粉剂，每次 1～3g，能提高免疫力。对于抗过敏，收效亦甚佳。

【验案集粹】

案1 杨某，男，15 岁。2015 年 5 月 26 日初诊。

现病史：咳嗽伴发热 1 周，最高体温达 39℃，在无锡某医院住院治疗，诊断为"肺炎"。给予输液治疗好转后出院。但仍咳嗽频繁，咳嗽后右侧胸痛。伴低热，口干，有涕，痰白，大便可。右下肺听诊可闻及少许湿啰音，苔浊腻微黄，脉两寸弱。

辨证：太阴少阴咳嗽。

治法：温化水饮，降气止咳。

方药：真武汤合泽漆汤加味。附子 10g，白术 15g，白芍 15g，茯苓 30g，泽漆 18g，黄芩 10g，党参 10g，桃仁 10g，杏仁 10g，金荞麦 30g，山海螺 20g，生姜 5 片，红枣 10 个。7 剂。

二诊：药后无咳嗽、发热，仍然感乏力，苔净，以六君子汤善后。

按：真武汤专门治疗少阴水气病，泽漆汤专门治疗太阴水饮病。对于两肺可闻及湿啰音，伴苔腻，脉弱的患者，两方合用可取得佳效。杏仁与桃仁相伍，一气一血，气血双调，畅通气机，从苔面来看，浊腻微黄，饮郁化热，故取金荞麦、山海螺清肺化痰。

案2 徐某，男，12岁。2015年5月11日初诊。

现病史：患者平素过敏体质，经常反复咳嗽10年余。咳嗽1周，无涕，无痰，鼻眼痒。查：咽峡红，双肺呼吸音粗，苔白，脉弱。

辨证：少阴阳浮。

治法：温潜法。

方药：黄附片5g，生龙牡各12g，紫石英12g，天花粉10g，当归6g，南沙参10g，天浆壳6g，炮姜6g，五味子6g，党参10g。7剂。

二诊：咳嗽微，近日不慎受寒后又出现鼻塞，双肺呼吸音清，脉弱尚浮。仍以温潜法。

方药：砂仁6g，龟甲6g，黄附片4g，炙麻黄2g，款冬花6g，陈皮3g，苏叶10g，党参10g，紫石英12g，细辛2g，五味子6g，白果3g。5剂。

按：患者过敏体质，虚阳在上，故引起咳嗽、咽红、鼻眼痒等症状。余常用附子配龙骨、牡蛎、紫石英，温潜法来治疗。标本兼治，故能取得一定的效果。

案3 唐某，女，58岁。2015年11月20日初诊。

现病史：慢支病史10年，糖尿病史5年。咳嗽1月。在医院输液1周。刻下阵发性咳嗽，少痰，咽痒，咽喉干，无口苦，大便正常。双肺下部呼吸音欠清。舌略暗，苔薄白腻，脉弱。

辨证：少阴阴虚阳浮证。

治法：温、托、透三法同用。

方药：麻黄附子细辛汤加味。炙麻黄6g，黄附子12g，细辛6g，天花粉12g，牡蛎30g，桔梗10g，甘草10g，全虫6g，炮姜10g，五味子10g，枇杷叶20g，党参30g，南沙参20g。10剂。

二诊：患者咳嗽明显好转，无咽痒，舌淡苔薄白，脉较前有力，后予以桂枝加龙骨牡蛎汤善后。

按：此例患者从临床辨证来看，既有少阴的证候，又有阴亏的表现，余常用温滋法来治疗，即附子配花粉、牡蛎、南沙参来治疗，效果很好，用全虫以解痉。

案4 徐某，男，34岁。2015年10月4日初诊。

现病史：晨起干咳伴咽痒5月，口干，大便一天一行。咽红明显，可见滤泡。听诊双肺呼吸音欠清，中下肺可闻及少量啰音。苔腻欠润，脉浮无力。

辨证：少阴夹热。

治法：温滋法。

方药：麻黄附子细辛汤加味。麻黄3g，制附子7g，细辛5g，半夏15g，党参10g，甘草10g，石见穿10g，白前6g，全虫3g，枇杷叶20g，南沙参30g，生姜5片。6剂。

二诊：患者咳嗽明显减轻，咳少量痰，略有咽痒。双肺无啰音，略欠清。咽部红，苔腻欠润，脉弦细。

方药：挂金灯10g，黄芩10g，天花粉15g，党参10g，甘草10g，石见穿10g，制附子10g，白前6g，全虫3g，生牡蛎30g，徐长卿15g。6剂。

按：此例慢性咳嗽，根据口干、咽痒，舌苔欠润辨证为少阴夹热证，故以泽漆汤加减。因泽漆性热，故用挂金灯替换泽漆以清热利咽。

案5　邹某，女，35岁。2015年12月10日初诊。

现病史：咳嗽伴胸痛半年余。曾在多家医院诊断"慢性哮喘性支气管炎"，先后给予多种抗生素治疗效果差。咳嗽以晚上为甚，有痰，口干，大便正常，盗汗。扁桃体略肿，双肺呼吸音粗。舌苔黄腻，脉左寸关弱，右寸弦滑。

辨证：少阳郁热。

治法：和解少阳。

方药：小柴胡汤合千金苇茎汤合宣痹汤。柴胡10g，黄芩9g，芦根15g，冬瓜子30g，薏苡仁30g，桃仁10g，杏仁10g，枇杷叶10g，郁金10g，射干10g，丝瓜络15g，瓜蒌壳15g，姜半夏12g。7剂。

二诊：药后咳嗽明显好转，舌苔渐化，继续原方治疗7剂。

三诊：药后咳嗽微，舌苔白，脉平，以五味异功散善后。

按：千金苇茎汤清化痰热，宣痹汤开肺痹，治胸痛有佳效。

【临证心得】

经验时方是临床经验的积累，是经过反复验证并用于临床卓有成效之方。在经验时方的运用中，需要把握每一种方剂的要点，抓主证方能达到最佳临床疗效。

1. 二麻四仁汤

二麻四仁汤，也称脱敏汤，是治疗过敏性咳嗽哮喘经验方，由上海名中医陈苏生先生所创。

组成：麻黄5g，麻黄根5g，桃仁10g，杏仁10g，白果仁10g，郁李仁10g，百部10g，款冬花10g，车前草10g，甘草10g，辛夷花10g，苍耳子10g。

功效：调整肺气，排痰止咳，散风脱敏。

主治：哮喘咳嗽。

心得：麻黄配麻黄根一开一阖；桃仁配杏仁一气一血；郁李仁配白果仁一滑一涩；百部配款冬花，见于《济生方》百花膏；车前草配甘草排脓止咳；辛夷花配苍耳子散风脱敏。凡是咽痒咳嗽或哮喘皆可应用，以咳喘，咽痒，口淡，便干，舌淡苔腻，脉浮弦为辨证要点。

2. 苇茎陷胸汤——肺部感染专方

组成：苇茎30g，薏苡仁30g，桃仁15g，冬瓜子15g，瓜蒌皮20g，法半夏15g，茯苓20g，桔梗12g，鱼腥草30g，金荞麦30g。

功效：宣通肺气，清肺化痰热。

主治：外感久咳之证极易化热，或过食辛辣之物，痰热内生。

心得：苇茎陷胸汤由千金苇茎汤与小陷胸汤加减而成。《千金方》中苇茎汤由苇茎、薏苡仁、桃仁、冬瓜子组成。《伤寒论》曰："小结胸证，正在心下，按之则痛，脉浮滑者，小陷胸汤主之。"小陷胸汤由黄连、半夏、瓜蒌组成。由于黄芩清三焦肺火，故以黄芩易黄连，二方合用，形成肺部感染专方。加桔梗宣肺利咽排脓；加鱼腥草清热解表，清咽排脓；加金荞麦是肺脓肿之专药，此乃陈照老中医的家传方，单味就能治愈肺脓肿。

3.青龙哮喘方——哮喘性支气管炎效方

组成：炙麻黄5g，桂枝10g，白芍10g，细辛10g，五味子10g，姜半夏12g，干姜3g，金沸草10g，佛耳草10g，川贝3g（冲服），黄芪30g，紫河车10g，鹿衔草15g，橘红10g，甘草6g。

功效：补益肺肾，肃肺化痰。

主治：肺肾两虚，引发胸闷，气短，咳喘痰多，舌白腻，脉细。

心得：方中生黄芪补肺益气，用于肺气虚引起咳嗽伴有出汗的效果很佳。鹿衔草既能清肺祛湿又能补脾益肾，多用于慢性气管炎治疗。

4.截咳方

组成：天浆壳10g，天竹子10g，百部10g，马勃3g。

功效：温肺肃肺，截治咳嗽。

心得：无论急性或慢性，持续性或阵发性的剧烈咳嗽，无痰或痰少而黏，本方皆适宜。此方为朱良春朱老经验方，经临床使用20余年效果显著。天浆壳温肺化痰，止咳平喘。天竹子含有南天竹碱，对呼吸系统有强烈的镇静作用。百部可降低呼吸系统兴奋性。马勃清肺利肺，泄热而止咳。诸药相配，镇咳效果很佳。

余在临床治疗咳嗽，除按照六经辨证施治选择经方治疗咳嗽外，尚根据经验随证加用专病药物以加强止咳。下面介绍余在临床中经常应用于咳嗽的几味中药。

1.附子

附子可温五脏之阳，要善用，不可滥用。特别在治疗慢性气管炎中，我经常使用，但用量一般在15g以下。当然如果是心衰时，可以学习李可老师破格救心汤的方法来治疗。这里余引用《本草备要》对于附子的功效的描述："其性浮而不沉，其用走而不守，通行十二经，无所不至，能引补气药以复散失之阳，引补血药以滋不足之真阴，引发散药开腠理，以祛在表之风寒，引温暖药达下焦，以祛在里之寒湿。"此描述比较精辟，可以参考。

2. 天浆壳

天浆壳味咸，性平，入肺、肾二经。有清肺化痰、定惊透疹之功效。《饮片新参》载其"软坚，化痰，清肺。治肺风痰喘，定惊痫"。《上海常用中草药》指出，其"化痰，止咳，平喘。治咳嗽痰多，气喘，百日咳，麻疹透发不畅，发热咳嗽等"。在慢性咳喘病治疗中，只要见咳嗽痰多，我一般加用此药，一般6～10g

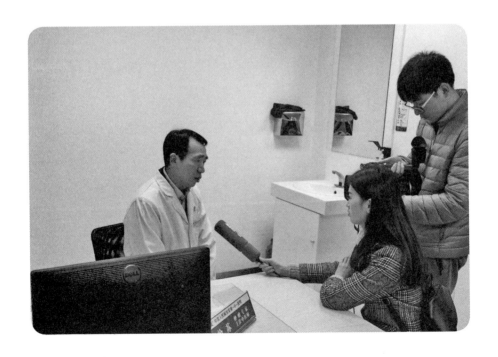

为宜。

3.南沙参

南沙参味苦，微寒，入肺、肝二经。具有养阴清肺、祛痰止咳功效。主治肺热燥咳，虚痨久咳，阴伤咽干喉痛。在临床中见到喉痒、喉干痛，恒加此药效果特别佳，一般用量在 10 ～ 30g。

4．平地木

平地木性平，味辛、微苦，归肺、肝经。具有化痰止咳、利湿、活血功效。主治新久咳嗽，痰中带血，黄疸，水肿，淋证，白带，经闭痛经，风湿痹痛，跌打损伤，睾丸肿痛。用量 10 ～ 15g。对于痉挛性咳嗽效果特别佳。

5.山海螺

山海螺味甘，性平，无毒。具有消肿、解毒、排脓、祛痰、催乳功效。主治肺痈，乳痈，肠痈，肿毒，瘰疬，喉蛾，乳少，白带。对于脓痰较多的咳嗽气喘效果佳，用量为 10 ～ 30g。

6.金荞麦

金荞麦性凉，味辛、苦，有清热解毒、活血化瘀、健脾利湿功效。用于治疗肺脓肿、咽喉肿痛、痢疾、无名肿毒、跌打损伤、风湿关节痛等。南通市中医院陈照主任家祖传方专门治疗肺脓肿，朱良春朱老多次登门拜访，取其经验。后陈老与朱老成为好友，并主动把秘方献给国家，在 20 世纪 60 年代挽救了无数肺脓肿患者的生命。近年来余擅用此药治疗肺部肿瘤，一般用量 30 ～ 80g。

7.全蝎

全蝎味辛，平，有毒，入肝经，乃治风之要药。凡惊风、抽蝎，必不可少，善窜筋透骨，治风湿疼痛有佳效。全蝎治咳，历代医家少有介绍。20世纪90年代，余学习朱良春《虫类药物应用》，发现朱老善用全蝎治疗各种慢性顽痰瘀血及破伤风、急慢性惊风。后在一本验方书中看到一专门治疗百日咳处方：麻黄、杏仁、甘草、百部、葶苈子、全蝎。遂开始在临床中试用，结果发现本方治疗百日咳效果很好。余开始思考，百日咳乃阵发性痉挛性咳嗽，此方效果佳，全赖全蝎解痉之功，所以之后在临床中见痉挛性咳嗽，皆加全蝎一味。目前治疗肺癌，余也在辨证基础上加用，取得一定效果。

另外，脉诊在咳嗽治疗中也非常重要，余始终坚持把脉诊放在首位，根据脉诊来定其虚实，其次是寒热。如在咳嗽治疗中常见几种脉象，介绍如下：两寸浮弦可选小青龙汤，如果伴沉取无力可以加附子、红参；右寸沉弦，伴苔腻可以选泽漆汤；右寸沉细弱可以选麻附细作为底方；右寸浮紧，苔白可以选麻黄汤；右寸弦滑可以选千金苇茎汤；两寸关脉大，尺弱可以选《冯氏锦囊》全真一气汤；两寸弦大沉取无力，可以选用生脉饮作为底方；右寸弱伴左关弦滑可以选用黛蛤散。

第三十二节 肝癌：
深山医者传肝积秘法，六经专药复将军气化

> 20 年前，有一肝癌患者经过隐居浙江深山里的一位老中医的治疗，存活 6 年。余有幸得此验方，在此奉上，以飨读者。

处方如下：煅牡蛎 150g，陈皮 6g，白花蛇舌草 50g，半枝莲 50g，猫人参 150g，皂刺 20g，炙甘草 10g，天门冬 30g，女贞子 30g，旱莲草 50g，制鳖甲 20g，穿山甲 10g，神曲 15g，仙鹤草 20g，车前子 10g，生地黄 20g，人中白 15g，七叶一枝花 20g。

具体服法：前 3 年每天服药，后 3 年每年服用 3 个月。

从此方中，我们不难看出：①药物剂量比较大；②主要是清热解毒药；③软坚散结与化痰同用；④养阴与扶正并重。

《伤寒论》的三阴三阳，三阴以五脏为基础，三阳以六腑为基础。古人经常说"六经钤百病"，把六经辨好，就可以解决临床 70% ~ 80% 的问题。经方关键在于会用到活用，掌握一个病的病机很重要。如胆结石的治疗，胆囊剧痛，胸胁苦满，而便秘者，与大柴胡汤；若发热，胁下钝痛，以小柴胡汤为主；若疼痛比较甚，胸胁苦满，四肢逆冷，无便秘，选用四逆散；若慢性胆囊炎，胁痛不明显，

仅腹直肌紧张，选用柴胡桂枝汤。

对于肝癌来说，舌苔如果是黄腻，临床医生往往诊断为湿热，以茵陈蒿汤治疗，但效果却不好，为什么？一般的黄疸患者以此辨证方法是有效的，而对于肝癌来说，舌苔黄腻是代表局部的湿热，而对于整体来说可能是全身的寒，所以用清化湿热来治疗是无效的，而且苦寒败胃，越治越重。这个经验，主要是靠脉诊，所以脉诊在肝癌诊治中非常重要。可根据"实则少阳，虚则厥阴"的原则来决定，主要依据脉沉取有力或者无力。若沉取有力弦滑考虑在少阳，以小柴胡汤、柴胡桂枝干姜汤、大柴胡汤为主；若在厥阴，则考虑乌梅丸或者当归四逆汤。

对于脉位来说，左关和右关牵涉到肝、脾，同时牵涉两个寸脉和尺脉。当肝癌病人发烧的时候，病人两个寸脉可能出现浮弦或者浮洪。另一种情况，两个脉象都为沉弱，出现外感时，头痛，流清涕，这时可用从太少两感考虑用麻黄附子细辛汤温托透，透邪外出。

古人云：舌苔剥脱必有内痛。花剥苔即舌苔部分剥落，剥落处光滑无苔，胃之元阴枯竭，胃气将绝的危候。早期肝癌有时会出现光剥无苔的红舌，这对肝内小肿物良恶性的鉴别，特别是肝癌的早期诊断有一定临床意义。舌诊观察这些患者，发现光剥无苔红舌组肝癌占绝大多数。原发性肝癌患者的舌左侧或右侧或双侧缘呈紫色或青紫色，呈条纹状或不规则形状的斑块或瘀点，边界分明，易于辨认，称之为"肝瘿线"。肝瘿线可作为对中、晚期原发性肝癌患者诊断的辅助体征之一。

肝癌的分型从虚实来分，常常见到少阳太阴合病、少阳太阳合病、少阳少阴合病。把这个辨准，基本就成功了一半。辨准了六经，下一步就要考虑肝癌肿块的问题，肿块为有形之积，坚硬如石，如何能使之软坚或者缩小。

其次是方，张仲景的核心是对每一味药物药性的理解，关键在于配伍，例如桂枝汤是一个调和中焦的一个方剂，起到调和营卫的作用。桂枝为补肝阳的第一味药，可使肝升，脾升，胃降，肺降。肝为什么可以升呢？是因为肾水蒸腾引起的。桂枝汤作为天下第一方，可合成小建中汤、桂枝加桂汤、桂枝倍芍药汤、桂枝加大黄汤。桂枝汤就在脾这个位置，可以治疗四周的病，张锡纯认为桂枝与黄芪合用，可补肝阳。

【辨证分型】

1. 少阳夹瘀

此型一般表现为两胁胀痛或刺痛，腹部结块，胸闷腹胀，纳呆乏力，舌淡边瘀点，脉弦。治以小柴胡汤合膈下逐瘀汤。

2. 少阳合并太阴

此型表现为脘腹胀满，口干口苦，乏力，大便溏稀，舌苔白腻，脉左关弦滑右关弱。治以柴胡桂枝干姜汤合当归芍药散。

3. 少阳阳明合病少阴

此型表现为发热，一般以午后、夜间发热明显，往往是高热，舌苔黄腻，脉弦滑，两尺弱。治以柴胡桂枝干姜汤合四逆汤加生石膏。

4. 少阳少阴合病

此型一般表现为胸胁胀满，口干口苦，腰酸乏力，舌苔白腻，脉两关弦滑，尺脉弱。治以小柴胡汤合四逆汤。

5. 太阴病

此型表现为腹胀，呕吐，食欲差，大便或溏或干，舌苔白腻，脉沉弱。治以附子理中汤。

6. 厥阴寒热错杂证

此型表现为肝癌患者常出现失眠。首选乌梅丸。

7. 厥阴虚寒证

此型一般表现为胸胁胀满，乏力腰酸，四肢逆冷，舌淡苔白，脉弦细。治以当归四逆汤。

【验案集粹】

案 1 贾某，男，44 岁。2015 年 8 月 1 日初诊。

现病史：肝癌介入术后，右叶内 8.3×7.9×8.3cm 异常密度肿块，肝门区、腹膜后多发小淋巴结，脾大，纳食差，口干，二便正常，舌淡嫩苔薄，脉沉弦。

辨证：少阳病。

治法：和解少阳。

方药：小柴胡汤加味。柴胡 10g，黄芩 9g，半夏 12g，红参 10g，甘草 6g，平地木 10g，鸡屎藤 30g，谷芽 15g，麦芽 15g，五灵脂 10g，白术 10g，茯苓 30g，干姜 3g。10 剂。

二诊：纳食仍差，乏力，短气，口干，大便稀，舌淡苔白，脉左寸关弱右寸弱。

辨证：太阴病。

治法：转枢肝脾。

方药：柴胡桂枝干姜汤加味。柴胡 10g，黄芩 9g，桂枝 6g，干姜3g,牡蛎50g,天花粉15g,猫人参50g,龙胆草6g,当归10g,白芍10g,鳖甲10g,白花蛇舌草30g,半枝莲30g,党参10g,白术20g,五灵脂10g,枳壳10g,陈皮10g,女贞子20g。10剂。

三诊:患者食欲佳,乏力明显好转,无短气,疲劳后腿酸,口苦,舌淡嫩苔薄,脉左关弦细右关沉。

辨证:少阳合并太阴。

治法:软坚散结,温散寒凝。

方药:附子理中汤加味。附子5g,白术10g,干姜5g,甘草6g,红参10g,半夏12g,槟榔5g,仙鹤草100g(单煎),白英20g,龙葵20g,五灵脂10g,鳖甲10g,谷芽10g,麦芽10g。10剂。

四诊:口不苦,牙龈时有出血,双下肢易酸,舌淡苔白,脉左关弦细沉取无力。

辨证:厥阴寒证。

治法:温肝补虚。

方药:当归四逆汤加味。当归10g,桂枝10g,白芍10g,细辛5g,吴茱萸5g,附子10g,干姜炭5g,鳖甲10g,猫人参50g,白花蛇舌草30g,半枝莲30g,红参10g,仙鹤草60g,白术20g,甘草10g,鹿角霜10g。

五诊:药后患者肿块明显缩小,余无不适,精神佳,面色红润。继续上方巩固治疗。

按:肝癌发生的规律,初期表现少阳证,中期表现少阳太阴合病,晚期大多表现少阴病或厥阴病,故晚期大多以当归四逆汤作底,温经散寒,软坚散结,多有良效。

案 2 尤某，男，48 岁。2016 年 4 月 4 日初诊。

现病史：入院检查发现肝左叶可团片样低密度影，大小 10.0×4.0cm，丙氨酸氨基转移酶 332U/L，天冬氨酸氨基氨酸转移酶 111U/L，甲胎蛋白 19.36，予以介入治疗。术后第二天出现发热，体温达 38℃，伴口苦，大便稀，舌淡嫩无苔，脉弦滑两关不调。

辨证：太阴少阴合病。

治法：转枢肝脾。

方药：柴胡桂枝干姜汤合四逆汤加味。柴胡 10g，桂枝 10g，干姜 3g，天花粉 10g，黄芩 9g，牡蛎 30g，甘草 6g，龙胆草 10g，生石膏 30g，制附子 10g，细辛 5g，鼠妇 10g。

二诊：服药 3 剂后，患者无发热，精神佳，食欲差，舌淡苔白，

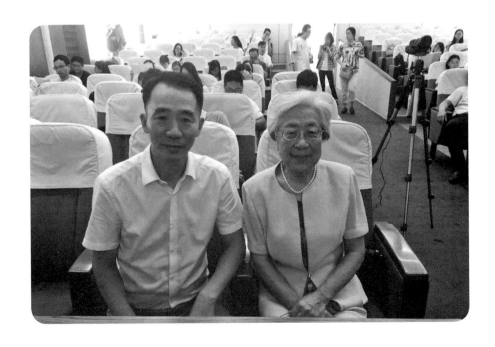

脉弦细。

辨证：少阳病。

治法：和解少阳。

方药：小柴胡汤加味。柴胡10g，黄芩9g，半夏12g，红参10g，甘草6g，平地木10g，鸡屎藤30g，谷芽15g，麦芽15g，五味子10g，夏枯草15g，蒲公英20g。10剂。

三诊：患者乏力，怕冷，二便正常，舌淡苔白，脉弦细。

辨证：厥阴寒证。

方药：当归四逆汤加味。当归10g，桂枝10g，白芍10g，女贞子20g，菟丝子20g，枸杞子20g，红参10g，通草10g，五灵脂10g，牡蛎30g，三七5g，郁金10g，桑寄生10g，杜仲10g，甘草6g。10剂。

四诊：药后效果佳，无不适。继续上方巩固治疗。

按：肝癌的发热，大多是少阳少阴合病，故以柴胡桂枝干姜汤合四逆汤加味可取效。

【临证心得】

余之经验，"以经方作为龙头，经验时方作为龙尾，专病专药画龙点睛"。

1. 人参配五灵脂

五灵脂是寒号虫粪，《开宝本草》载其主治心腹冷气，小儿五疳，治肠风，通利气脉，女子月闭。善入血分而行营气，解降法而和阴阳，凡一切心腹疼痛，血凝气滞之后瘀血、疼痛、痛经、食不消、腹胀皆可。本品畏人参。但张石顽却说人参配五灵脂最能浚血，为血鼓之要药。

2. 猫人参

猫人参为猕猴桃根，味苦性寒，归脾、胃经，具清热解表，祛瘀散结之功效。那为何叫猫人参呢？

因猫人参的植物根茎能引起猫的特异性嗜食，当猫肢体受伤时，常嚼食该植物可自我疗伤，从而命名。余之习惯将其用于抑制肿瘤的发展与转移。猫人参常配白花蛇舌草、龙葵治疗肝癌，与黄芩、刘寄奴合用常治疗丙肝，还常与十大功劳叶同用来治疗结核，用量50g起，可用至150g。

3. 半枝莲，半边莲，马鞭草，水红花子

在消腹水的处方中，余喜用半枝莲、半边莲及马鞭草、水红花子。半枝莲抗毒，常用量15～30g。半边莲利尿作用显著而药力持久，常用30～60g。马鞭草活血，通经利水，常用量30～50g。水红花子活血利水，主胁腹癥瘕积聚，水鼓，常用量15～30g。马鞭草、水红花子活血而不伤血，活血可以利水。四药在辨证方中加用，疗效优于五苓散。

4. 三叶青

三叶青的功效主要是清热解毒，对肿瘤细胞有直接的促凋亡作用，并有显著抑制肿瘤细胞增殖作用。

5. 海藻配甘草

海藻与甘草属于十八反之一，但在临床中也可搭配使用，比例一般为5:1。《医宗金鉴》中的海藻玉壶汤，将海藻与甘草同用，治疗瘿瘤。余一般用于甲状腺功能亢进或甲状腺癌或甲状腺纤维瘤病人。肝癌病人也常用，取其相反相激。

6. 莪术

莪术辛、苦、温，具有行气破瘀、消积止痛之功效，临床常用于气滞血瘀所致的痞块、经闭痛经、血瘀心痛、饮食积滞、脘腹胀满、跌打损伤等。莪术治疗多种肿瘤有良效，能破坏肿瘤细胞，提高人体免疫功能。余之经验，黄芪配莪术疗效更佳，莪术用量一般 15 ～ 30g。"黄芪能补五脏之虚，莪术善于行气、破瘀、消积。莪术与黄芪同用，可奏益气化瘀之功，病变往往可以消弭于无形。因为黄芪得莪术，补气而不壅中，攻破并不伤正，两药相伍，行中有补，补中有行，相得益彰"。

7. 鳖甲，龟甲，穿山甲

鳖甲、龟甲、穿山甲，三甲散可软坚化积，用于食积、乳积、痞块。从张仲景鳖甲煎丸到吴鞠通化癥回生丹，再到朱良春老师的复肝散，均可以看到其软坚化结疗效。

另外，从临床来看，患者最痛苦的是由腹水引起的腹胀满，此时极易耗伤阳气。攻下逐水是直接消除腹水的方法，但患者大多食欲差，精神萎靡，体质虚弱，此时应做到消水而不伤正，余以己椒苈黄汤治疗，取其前后分消，合用活血化瘀之品如三棱、莪术、泽兰、王不留行、穿山甲，对消除腹水、缩小肝大有良效。

消水散：肉桂 5g，盐水炒黄柏 10g，盐水炒知母 10g，蝼蛄 20g。研末，每次 1g,6 小时喝一次。或葱白 7 根，生姜少许捣烂，麝香 1g，与药粉 3g 外敷肚脐中。6 ～ 8 小时换一次。

在肿瘤治疗当中应当注意以下几点：

1. 无论何种肿瘤只要出现食欲差，胃气垂败，先救胃气。人得一分胃气，就得一分生机。可以附子理中汤治疗。

2. 见肝之病，当先实脾。故以党参、白术、干姜、甘草扶之。

3. 在肿瘤治疗中，只要出现太阳表证，如咽痛、咳痰等，为伏邪外出，均以麻黄附子细辛汤透之。

4. 肾为先天之本，久病必伤肾。肿瘤先伤正气后伤肾气，肾居于下焦，对全身脏腑来说，既可能蒸腾气化，又可收纳中气，还能使心火下移，肾水上升，水火济既。

5. 消除甲胎蛋白指标，可选用血肉有情之品。

6. 清热解毒药如七叶一枝花、蛇莓、半枝莲、龙葵等，对于肝癌治疗有一定疗效。因肿瘤里邪毒致病，邪毒每致化火，正如尤在泾所言：凡痞结之处，必有火郁伏于中，积阴之下必伏阳，宜苦辛寒药以清之开之。另外，在治疗肝癌时，慎用苦寒，多用甘寒。因苦寒伤胃。

7. 凡肿瘤剧烈疼痛的，代表病邪在进展，发展比较迅猛，转移较快，取效较难。它是正气衰竭之表现。

8. 在临床中见到很多恶性肿瘤，当病情发展恶化时，采用验舌法时，舌苔都出现花剥苔或光剥苔，肝癌晚期最常见。恶化程度可以通过观察花剥苔大小来衡量，病情好转则舌苔重生。数脉主热也主虚，肝癌病人出现发热明显，面红赤，脉洪滑有力时，可诊为大热。若脉数疾，沉取无力，必为虚阳外越。

9. 肿瘤虽说不是完全不治之症，却是难治之疾。在祛邪化积中，宜活血不宜破血。通过临床观察发现，长期使用破血之品如三棱、莪术、水蛭、穿山甲等，对肿瘤有止痛作用，但用之过久每致肿瘤扩散或转移，破血使瘀毒到处乱窜。故后期应以散剂为佳。

10.中医治疗肝病，以肝为厥阴，中见少阳，且有相火寄其居，故《内经》名为"将军之官"，其性至刚，喜条达，体阴而用阳。其病机可寒可热，可实可虚，复杂多变。古有"木曰曲直"之说，肝者木也，若松柏之挺拔，若杨柳之垂柔，肝性舒畅、条达、宣散、疏通。倘若疏泄失常，可影响全身，如乘土、刑金、扰心、凌肺、累肾。

医书载有肝病时，乘其所胜，以致脾胃受病，致有胀满疼痛、泄泻诸症。《内经》有云："厥阴不治，求之阳明。"《金匮要略》亦云："上工治未病，见肝之病，当先实脾。"

对于肝部肿瘤的治疗，从西医检查结果来看，属于形质变硬；根据《内经》"坚者削之，留者攻之，结者散之"等治则，削、攻、散的治则适用于肝气郁滞或气滞血瘀的阶段。这种病变的形成，多是肝病缠绵日久，患者体质有伤，虚实夹杂。因此选方用药需慎重，理气勿伤正，化瘀勿破血，且莫乱用斩将夺关之品而图速效，要轻舟速渡以缓图之。

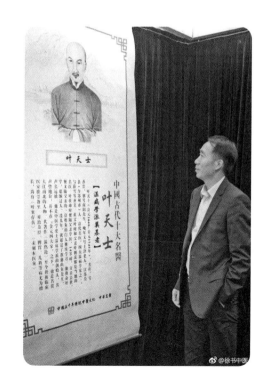

第三十三节 面肌痉挛：
温托透巧解寒凝，五虫散祛风通络

> 余认为，面肌痉挛与寒凝关系密切。余从少阴入手，采用麻黄附子细辛汤温、托、透相结合，专病专药，取得良效。

面肌痉挛症在临床不是特别常见，但是一旦患有此病则痛苦不堪。主要表现单侧面肌痉挛，常始于眼睑，后及于口角等处。一般无其他神经系统阳性体征，严重的可妨碍睁眼视物和说话。

早在《内经》就有记载："风胜则动。"《素问·至真要大论》有云："诸风掉眩，皆属于肝……诸热瞀瘛，皆属于火。"余在临床中遇到多例单纯从风或从肝治疗，效果皆不明显。余重温李士懋老师关于寒凝经脉之说，李老认为寒主收引凝滞，则经脉拘急痉挛。另外通过临床观察，此类患者一般伴有面色㿠白、腰酸怕冷等一派肾阳虚衰之象。故从少阴入手，以麻黄附子细辛汤温通经脉，解除痉挛，配专病专药——木瓜配牡蛎。面肌痉挛的患者还常常夹痰夹瘀，故常加半夏、南星以化痰，加丹参、川芎以活血，治疗多例患者，皆有良效。然面肌痉挛患者皆病程较长，应与病人交代清楚治疗时间要 3～6 个月方能收效。

【验案集粹】

刘某，女，30岁。2014年10月21日初诊。

现病史：突发右侧面部阵发性抽动半年，易疲劳，紧张后加重，曾找数位中医、西医医生治疗无明显效果。伴形瘦，恶寒，二便正常，舌苔白腻，脉细弦滑。

辨证：太少两感证。

治法：温阳解痉。

方药：麻黄附子细辛汤加味。麻黄5g，附子10g，细辛5g，木瓜15g，牡蛎30g，半夏15g，丹参20g，川芎30g，白附子15g，

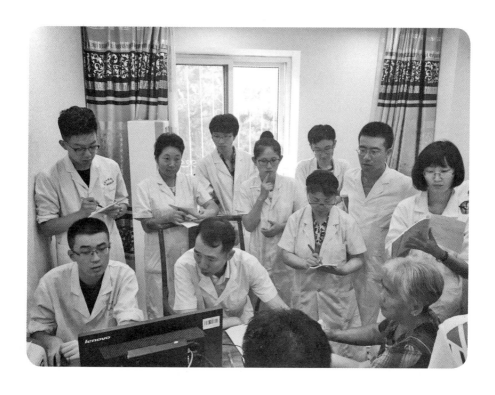

茯苓30g。15剂。同时加服经验方五虫散。

二诊：面部抽搐明显好转，舌苔渐退，脉细弦沉取无力。上方加红参继服15剂。

三诊：面部抽搐偶发，以五虫散巩固治疗。

按：面肌痉挛属于足阳明经的病变，正气亏虚为本，外受寒邪，导致经络受阻，气血运行不畅，且风气善动，故化为抽搐痉挛之证，故以麻黄附子细辛汤合五虫汤而取效。

【临证心得】

五虫散

功效：祛风定痉通络。

组成：蜈蚣10条，全蝎50g，地龙50g，僵蚕50g，蝉衣50g。打粉，每次3g，黄酒调服。

本方系本人根据朱良春老虫类药经验总结而成，治疗本病疗效颇佳。

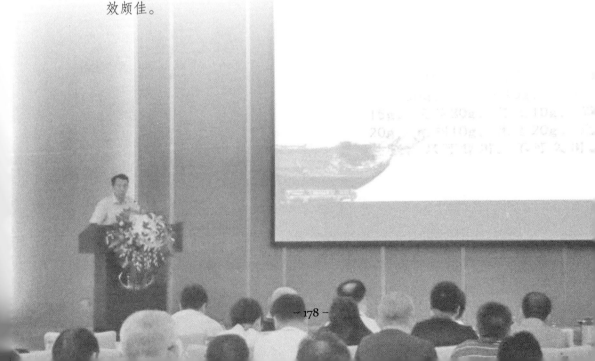

第三十四节 失眠：
特殊方证特效药，六经为底疗效佳

　　余总结，失眠主要分入睡困难、醒得早、浅睡眠三方面。入睡困难主要是火，这个火可分虚火和实火两种，也可以虚实夹杂，实火者常表现在少阳、阳明，虚火者常表现肾精亏虚、龙雷之火不能潜藏，从少阴论治。浅睡眠主要表现在厥阴，以厥阴寒热错杂为多见。

　　观现代中医治疗失眠，大都以调肝为先。偏实者，肝郁气滞常选四逆散、逍遥散等；偏虚者，胆虚郁热常用柴芩温胆汤；胃不和者，常选保和丸、半夏泻心汤、半夏秫米汤，其中半夏常用剂量是30g，有的用到60g，秫米也常用30g；纯虚者，以甘麦大枣汤加远志、百合；肝血虚者，常选酸枣仁汤。临床上用这些方剂，有的有效，有的效果不佳，特别是重症失眠，例如兼寒热错杂，痰浊瘀血互结者，单用上述治疗方法难以取效。

　　首先要明白失眠的病因病机，才能在临床中处理比较复杂的问题时游刃有余。人应该与日月同步，此乃阴阳自然之道也。夜行于阴，阴气胜则寐。卫气昼行于阳，阳气盛，盛则兴，此为常也。这就是说，白天阳气比较盛，精神比较旺盛，这才是正常的状态。睡眠就像鸡蛋黄与鸡蛋白的关系，晚上蛋黄一定要到蛋白的里面，这才叫平衡与和谐。白天蛋黄一定要出壳，所以早上起来，我们阳气充足，精神旺盛。换句话说，阳一定要白天出于阴，晚上进于阴中。假如邪气客于五脏六腑，因而阴阳出入之路堵塞，蛋黄晚上不能回到鸡蛋白里面，阳气独盛于外，阴气亏损于内，兴奋之余，至静不静，故不得眠。另外，痰浊、瘀血等病理产物也可阻滞阴阳相交之路，使阴不能抱阳。

从病变的部位来看，失眠主要与心、肾、肝、脾关系比较密切。五脏之间，在生理情况下，心与肾的关系：心火者，阳也，阳气本固于动；肾水者，阴也，阴亦本固于沉静。心阳欲升则阴下袭之，阴欲下沉而阳上引之，阴精不下而上济，水升火降而成为佳卦。这样心火下济，肾水上升，中土得运，肝脉之条畅，可见阴中抱阳之佳象。若心与肾失交，心阳上升，肾水下降，阳气不能潜藏，则出现睡眠异常。

余通常从六经辨证来辨治失眠，疗效颇佳。

【辨证分型】

（一）少阳阳明合病

少阳阳明合病，临床表现为失眠，以入睡困难为主，伴有口干口苦或口渴，大便黏滞不爽，舌苔黄腻，脉弦滑数。以小柴胡汤加温胆汤合酸枣仁汤治疗。

另外，还有比较特殊的四个方证，我们应该准确去把握。

1. 柴胡加龙骨牡蛎汤证

对于柴胡加龙骨牡蛎汤证可以这样理解，它是立足于少阳，正常生理情况下，开太阳，降阳明，可恢复开阖枢的生理功能。本方从少阳论治，主要以柴胡、黄芩、半夏为主，开太阳主要以桂枝来宣通，降阳明主要是大黄。这类患者表达的症状比较多，一般的表现是兴奋与抑制交替，有时话非常多，有时不说话，还容易生气，常见头痛、头晕、失眠烦躁等精神症状。而且常伴有心血管的症状，如胸闷心悸；同时常伴有胃部的症状，胃痛或胃胀，按胁下压痛比较明显，消化系统症状比较明显。从舌质来看，舌尖多红，苔比较厚腻。脉象多表现弦，或左关涩，右关弦滑，或左关弦滑，右关弱。临床上单用柴胡加龙骨牡蛎汤治疗入睡困难效果不太好，一般合用半夏秫米汤，疗效比较快。另外，伴有阳虚腰痛怕冷的，可以加附子、肉桂；伴有血虚水盛，表现为下肢酸痛，或小腹疼痛的，可服用当归芍药散。

2. 龙胆泻肝汤证

对于龙胆泻肝汤，大家都比较熟悉，特别是在皮肤科方面，急性湿疹，或者阴囊湿疹，用起来非常顺手。此方我也经常用于失眠，但需抓住几个诊断要点：①口干口苦；②阴囊潮湿，身上或者下肢经常出汗；③舌苔比较黄腻，脉弦滑。

3. 桃核承气汤合抵挡汤、血府逐瘀汤证

《伤寒论》中，张仲景多次描述桃核承气汤和抵挡汤都是如狂、发狂等证候临证，凡是遇到实证伴有惊悸者，皆可以三方合用。王清任在《医林改错》中也提到夜不沉睡，用安神养血之剂无效的，此方若神。大脑和肠道有千丝万缕的联系，有时大便偏干，舌质比较暗的，我们就基本考虑瘀血，先泻一泻，大便拉了一些，头脑马上就清

爽了，很快就能入睡。脉比较实者，我们完全可以先泻一泻，吃几剂看看情况，以后再根据脉证来调。所以血瘀证，我常用血府逐瘀汤、抵挡汤、桃核承气汤三方合用，根据大便的情况，可以用适量的大黄、芒硝，增加其剂量，以患者泻下几次为度。

4. 防己地黄汤证

防己地黄汤出自《金匮要略·中风历节病脉证并治》："治病如狂状，妄行，独语不休，无寒热，其脉浮。"本方由防己、桂枝、防风、甘草、生地黄五味药组成。从组方的成分来看，都是平淡之药，并未用安神重镇之品，但我在临床体会本方对安神确有奇效。从症状来看，病人如狂非狂证，妄行、独语皆为精神症状；无寒热、脉浮皆非外感，属于内风，我的理解是下元亏虚，虚风浮动。所以重用生地黄填补下元，补三阴枯竭之候，壮水之主，以制阳光；与桂枝配伍，通其血脉、防己肃降；防风条达，上下交通，表里脉浮。对于此方，我主要用于治疗昼夜烦躁不得眠，即一夜都不能入睡的患者，常与半夏秫米汤或温胆汤合用。另外，此方治疗抑郁症有特效，如果辨证准确了，效果特别好。在临床上我还将之用于治疗激素依赖性皮炎，主要表现皮肤灼热，狂躁易怒，失眠，特别是夜里睡不着觉的，基本以此方为主，重用生地黄 60 ~ 90g，取效非常快。

（二）少阴阴虚阳浮证

早醒为此型的主要特点，同时伴有腰酸，乏力，四肢怕冷，舌往往是淡胖的，脉两寸可见浮大，两尺沉细。以引火汤合封髓潜阳丹治疗。

余之经验，重用熟地黄 60 ~ 120g，配合砂仁、龟甲、黄柏，可潜藏浮游之火，治疗心肾失交、亏虚之失眠有特别好的疗效。根据舌苔情况，如果有痰湿可合用半夏秫米汤，舌胖大有齿印可合用苓桂术甘汤，皆有非常明显的效果。

（三）厥阴寒热错杂证

本型的临床表现为睡眠表浅，迷迷糊糊的，稍微有一些动静就醒了，或凌晨 1 ~ 2 点定时醒，醒后不易入睡，而且容易惊恐，伴有腰酸，下肢冷，便秘，舌胖大，有齿印，脉左关弱为主。诊为厥阴病，以乌梅丸加龙骨、牡蛎进行治疗。黄柏的用量，根据胃的情况，胃不好一般用 3 ~ 5g；如果胃好或者口干比较明显，也可重用黄柏，再加生石膏来治疗。抓住舌尖比较红、舌苔比较厚腻、脉象以左关弱为主这三个要点就可以大胆使用乌梅丸，疗效非常显著。

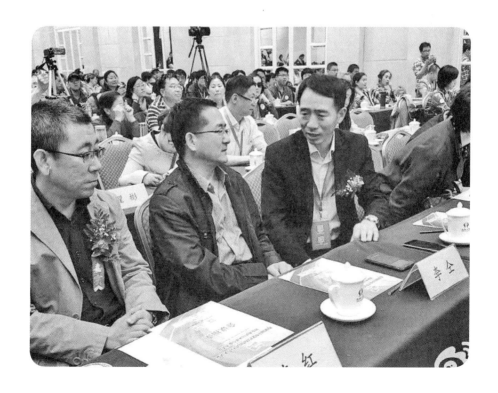

【验案集粹】

案 1　沈某，女，49 岁。2016 年 3 月 29 日初诊。

现病史：睡眠差 2 年余，梦多，夜里 2～3 点醒，乏力，口干，舌胖大有齿印，脉左关弱右寸弱。

辨证：厥阴病。

治法：温肝阳，清上温下。

方药：乌梅丸加味。乌梅 10g，细辛 3g，肉桂 3g，黄连 6g，黄柏 6g，当归 10g，红参 10g，干姜 3g，附子 5g，甘草 10g，酸枣仁 20g，延胡索 10g，龙骨 30g，牡蛎 30g。15 剂。

按：以乌梅丸加减，加酸枣仁、延胡索、龙骨、牡蛎，患者治疗一个月余愈。

案 2　蒋某，女，48 岁，2016 年 3 月 29 日初诊。

现病史：入睡困难 1 年余，每天晚上吃安眠药 3 片，只能睡 3 小时，伴有头晕，口干口苦，舌淡苔白，脉左寸浮弦关弱，右关弱。

辨证：血虚风燥。

治法：养血祛风。

方药：防己地黄汤加味。防己 5g，桂枝 10g，防风 10g，生地黄 50g，红参 10g，酸枣仁 24g，延胡索 10g，鸡血藤 20g，夜交藤 30g，甘草 6g，黄连 6g，肉桂 3g，龙胆草 10g，龙骨 30g，牡蛎 30g。15 剂。

按：以防己地黄汤加减，加鸡血藤、延胡索、夜交藤、黄连、肉桂、龙胆草、龙骨、牡蛎，疗效佳。

案3　周某，男，35岁。2015年1月25日初诊。

现病史：睡眠差1年余，浅睡眠，每天早上4点醒，伴头昏，脱发，口干，大便干结，舌淡胖苔白，脉两尺弱。

辨证：少阴精亏。

治法：填肾补虚。

方药：引火汤合封髓丹加味。熟地黄90g，肉桂3g，天冬10g，麦冬10g，枸杞子10g，菟丝子10g，茯苓10g，砂仁10g，龟甲10g，黄柏5g，五味子10g，巴戟天10g，附子10g，炮姜10g，甘草10g。15剂。

以本方治疗共服75剂，睡眠恢复正常。

按：肾精亏虚，极易造成火不潜藏，表现为早醒。以引火汤填补肾精，重用熟地黄是关键。

【临证心得】

1. 酸枣仁

对于酸枣仁，很多医家提出来要用60g，不管用的话就用到120g，用到此剂量确实能达到一定的安神效果，但病因不除还是解决不了根本问题。酸枣仁一般配延胡索，比例是酸枣仁20g，延胡索10g，这个是常用剂量。在此基础上加夜交藤和鸡血藤，夜交藤一般用30～60g，鸡血藤一般用20g，这四味药合用于虚证，治疗虚烦不得眠。实证用酸枣仁的不是特别多，可选用栀子。余认为酸枣仁的用量不宜大，我一般从10g开始，一诊10g，如果不管用，第二诊可以加到24g，这是我的最大用量。一般不超过 24g，疗效都非常好。

2. 半夏配夏枯草

半夏 15 ～ 20g，夏枯草 15g。这组对药，是属于治疗痰湿的，舌苔厚腻、有痰湿的可以用，如果没有痰湿就不要用了。

3. 百合配紫苏叶

百合花朝开夜合，紫苏叶朝挺暮垂，两者都是感天地之气来行开合，可以引阳气入阴。在临床中，对于舌苔比较干净的，我一般常用百合 20 ～ 30g，紫苏叶 10g。

4. 合欢花配蝉衣

合欢花配蝉衣，一般用于更年期的失眠，合欢花一般用10 ～ 15g，蝉衣可以用 20 ～ 30g，安神效果还是挺不错的。

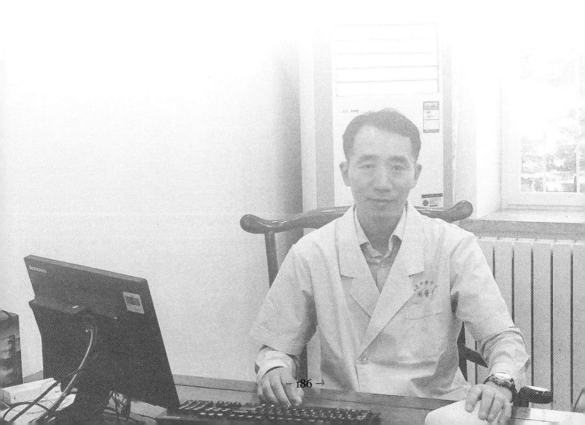